Jos. LOCHELONGUE

Le Liquide Céphalo-Rachidien

et ses anomalies

❧

—— *15 Figures* ——

4 Planches en couleurs

A. MALOINE & FILS, Éditeurs

27 — Rue de l'École-de-Médecine — 27

PARIS 1918

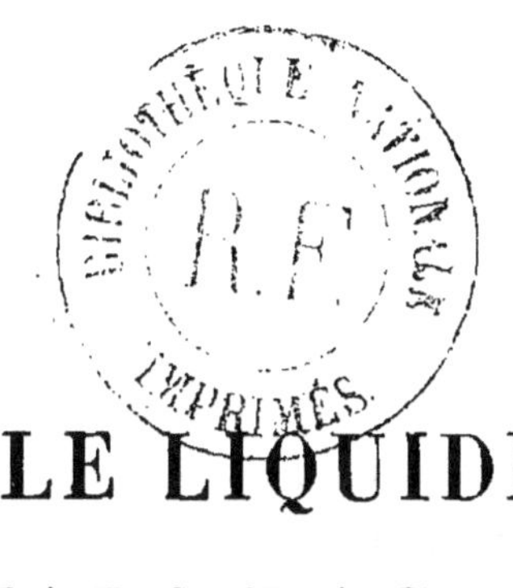

LE LIQUIDE

CÉPHALO-RACHIDIEN

ET SES ANOMALIES

Jos. LOCHELONGUE

LE LIQUIDE CÉPHALO-RACHIDIEN

ET

SES ANOMALIES

(Technique et Applications cliniques)

15 Figures. — 4 Planches en couleurs.

A. MALOINE ET FILS, ÉDITEURS
27, RUE DE L'ÉCOLE-DE-MÉDECINE, 27
PARIS, 1918

PRÉFACE

L'étude du liquide céphalo-rachidien a, ces dernières années, retenu tout particulièrement l'attention des médecins. Les indications fournies par les examens (cytologique, physico-chimique, biologique et bactériologique) du liquide céphalo-rachidien constituent en effet, pour le clinicien, un élément de diagnostic et de pronostic de premier ordre. Malheureusement pour la vulgarisation de ce mode d'investigation, si l'on peut dire qu'à l'heure actuelle toutes les questions qui s'y rattachent ont déjà été étudiées, la plupart même très complètement, il faut, pour en retrouver l'exposé en même temps que les descriptions des techniques, parcourir avec les monographies spéciales et les comptes rendus des Sociétés savantes nombre d'articles parus dans les périodiques et disséminés dans la littérature médicale.

En publiant cet ouvrage, nous n'avons eu pour but que d'être utile à nos collègues en mettant à leur disposition un vade-mecum sans prétention, dans lequel ils puissent trouver, réunies et exposées aussi simplement que possible, en même temps que dégagées de toute considération trop théorique et de toute bibliographie superflue, avec l'indication de leurs applications cliniques, les techniques des différentes recherches.

Pour être complet, nous avons cru devoir y faire figurer un aperçu de la physiologie du liquide céphalo-rachidien d'après les théories actuelles et un chapitre sur la technique et les indications de la ponction lombaire.

Nous avons examiné pendant ces dernières années un très grand nombre de liquides céphalo-rachidiens. Les recherches décrites dans cet ouvrage ont été pratiquées quelques-unes exceptionnellement, la plupart maintes et maintes fois par nous ou nos collaborateurs au laboratoire. L'expérience nous a forcément conduit à choisir parmi les procédés indiqués pour une même recherche ceux qui, tout en fournissant des résultats d'une rigoureuse exactitude, étaient les plus simples et les plus faciles à exécuter.

De l'examen des nombreuses observations que nous avons recueillies ainsi que de celles déjà publiées par les différents auteurs, nous avons déjà dégagé les constantes, les syndromes de laboratoire correspondant aux syndromes cliniques. Leur exposé fait l'objet de la seconde partie de cet ouvrage.

Nous avons trouvé en nos collègues Pierre Masson, l'éminent histologiste de l'Institut Pasteur, Lavaux, préparateur à la Sorbonne et Paul Paris, préparateur à la Faculté des Science de Dijon, des collaborateurs dévoués et éclairés. Nous tenons à les remercier du concours qu'ils nous ont apporté au cours de nos travaux, nous remercions également de l'intérêt qu'il nous a témoigné M. le docteur Charpentier, conseiller technique qui, pour sa part, nous a fourni l'occasion d'examiner plus de cent cinquante liquides céphalo-rachidiens pathologiques.

Nous n'aurions garde d'oublier M. le Professeur Bataillon, M. le Professeur Hurion, M. René Bataillon et M. Roy qui, pendant notre passage au Laboratoire militaire de la Faculté des Sciences de Dijon, non seulement ont mis à notre disposition les ressources matérielles et bibliographiques de leurs laboratoires particuliers, mais encore ont bien voulu nous fournir des indications techniques précieuses pour l'étude des questions biologiques et physico-chimiques.

Septembre 1917.   LOCHELONGUE.

LE LIQUIDE CÉPHALO-RACHIDIEN ET SES ANOMALIES

PREMIÈRE PARTIE

CHAPITRE PREMIER

TOPOGRAPHIE. — ORIGINE. — ROLE. CONSTITUTION. PROPRIÉTÉS BIOLOGIQUES.

Historique

Vaguement signalé par Haller, démontré sur le cadavre par Cotugno, le liquide sous-arachnoïdien a été découvert, d'après les recherches récentes de Balancioni (1), par Walsalva. Willis et Wieussens l'ont également sommairement étudié. Mais c'est à Magendie (1825) que revient l'honneur d'en avoir compris toute l'importance physiologique et d'avoir établi l'identité du liquide sous-arachnoï-

____

(1) *Policlinico*, 13 août 1911.

dien et du liquide intraventriculaire. Il a décrit une voie de communication des deux liquides qui a gardé son nom : le trou de Magendie, dont l'existence normale d'ailleurs est actuellement discutée.

Quant à l'étude du liquide céphalo-rachidien, au point de vue de son application à la clinique, elle ne date que de 1890, époque à laquelle Quincke montre l'innocuité de la ponction lombaire. Depuis lors les examens du liquide céphalo-rachidien acquièrent chaque jour une plus grande importance, l'expérience ayant démontré à quel point les caractères cytologiques, bactériologiques ou chimiques du liquide de ponction constituent, dans quantité de cas, un élément de diagnostic de premier ordre.

TOPOGRAPHIE

Le liquide céphalo-rachidien occupe le centre de l'épendyme, les ventricules cérébraux et les aréoles du tissu sous-arachnoïdien qui, limitées par des cloisonnements incomplets, permettent le libre passage du liquide céphalo-rachidien.

Pendant longtemps on a décrit séparément le liquide situé à la surface des centres cérébraux d'une part et le liquide intraventriculaire d'autre part. Primitivement, d'ailleurs, les ventricules cérébraux, qui ne sont que les anciennes vésicules cérébrales, forment des cavités sans communication avec le liquide des espaces sous-arachnoïdiens. Ce n'est que plus tard, au cours du développement par résorption locale des parois ventriculaires formées par l'épithélium ancien et par la pie-mère qui le recouvre, qu'il s'établit des voies de communication permettant le mélange des deux liquides.

Voies de communication entre les cavités ventriculaires et les espaces sous-arachnoïdiens. — La description des voies de communication entre les cavités ventriculaires et les espaces sous-arachnoïdiens varie avec les auteurs.

A la partie antérieure de la fente de Bichat, les orifices de communication, affirmés normaux par Mierzerki et Merkel, ont été considérés par la plupart des anatomistes comme des ruptures artificielles.

Dans la partie transversale de la grande fente de Bichat, le canal décrit par Bichat et portant son nom fait communiquer le troisième ventricule avec l'espace subdural. Poirier admet que son existence n'est pas la règle et ne correspond qu'à la minorité des cas.

Le trou de Magendie est situé au sommet de la toile choroïdienne inférieure, au niveau du bec du calamus qui occupe l'angle postérieur du plancher ventriculaire ; il fait communiquer la cavité du quatrième ventricule avec le confluent postérieur sous-arachnoïdien et se présente presque toujours sous la forme d'un orifice lacunaire et grillagé, c'est cet aspect qui l'a fait considérer comme une déchirure artificielle. Très rarement il prend la forme d'un orifice unique ovalaire et net ; on peut considérer le trou de Magendie comme constant chez l'homme adulte, il ne manque que très exceptionnellement.

Les trous de Luckska font communiquer directement le quatrième ventricule avec l'espace sous-arachnoïdien ; ils ont une forme semi-lunaire et seraient d'autant plus larges que le trou de Magendie serait plus étroit ou manquerait ; on les voit de chaque côté sur la face inférieure du cervelet traversés par les plexus choroïdes latéraux du quatrième ventricule. Ils ne sont pas absolument constants.

En dehors du passage du liquide au travers des orifices libres, certains auteurs ont émis l'hypothèse qu'il pourrait y avoir passage par filtration, quand la fente de Bichat est fermée, à travers la lame mince formée par la pie-mère si, à un moment donné, la pression n'était pas la même des deux côtés.

Origine

Le liquide céphalo-rachidien prend son origine au niveau des plexus choroïdes.

Plexus choroïdes. — Les plexus choroïdes sont des éléments différenciés de la pie-mère invaginée dans les ventricules.

Les plexus choroïdes du ventricule moyen forment deux cordons rougeâtres, d'abord parallèles, puis divergents en ellipses qui suivent le bord externe des veines de Galien. En arrière ils longent, en lui adhérant, la glande pinéale derrière laquelle ils s'unissent en s'épaississant, tandis que leurs extrémités antérieures, réunies derrière le trigone par un court cordon de même nature, s'engagent dans le trou de Monro pour devenir plexus choroïdes latéraux.

Les plexus choroïdes latéraux affectent dans chaque ventricule droit et gauche la forme d'un U ouvert en avant dont les branches ondulées occupent, l'une l'étage supérieur, l'autre l'étage inférieur du ventricule. La branche supérieure étroite passe entre le corps calleux et la couche optique, adhérant par son bord interne au bord externe de la toile choroïdienne, tandis que son bord externe est libre et découpé en franges. Cette branche en avant se continue dans le trou de Monro avec l'extrémité antérieure du plexus médian ; en arrière, après s'être réféchie sur le pédoncule cérébral, elle s'engage dans l'étage inférieur. La branche inférieure, beaucoup plus large que la branche supérieure, est dirigée d'arrière en avant, recouvre en partie la corne d'Ammon libre par son bord externe, elle se continue par son bord interne avec la pie-mère qui recouvre les deux lèvres de la fente de Bichat.

Les plexus du quatrième ventricule se distinguent en plexus médians et plexus latéraux.

Les plexus médians forment deux minces cordons de granulations rouges qui se dirigent d'arrière en avant, leurs extrémités postérieures se terminent par un léger épaississement à moins que, passant par le trou de Magendie, elles ne viennent se prolonger à la face inférieure du vermis. En avant, un cordon transversal les unit entre eux et aux plexus latéraux qui en partent. Les plexus latéraux se dirigent transversalement dans la base de la toile choroïdienne, de l'extrémité antérieure du plexus médian aux angles latéraux du ventricule, traversent en s'amincissant les trous de Luckska pour se terminer, après leur sortie du ventricule, sur le pédoncule du lobule du pneumogastrique en formant un renflement libre et granuleux.

Structure des plexus choroïdes. — A l'examen *macroscopique*, ils se montrent sous la forme de cordons granuleux et rougeâtres dont les granulations, examinées à la loupe et dans l'eau, ont l'aspect, quel que soit le point observé, d'inflorescences le plus souvent pédiculées, quelquefois sessiles, divisées généralement en lobes et lobules, parfois même en lobules tertiaires. Ces inflorescences, auxquelles Luckska a donné le nom de villosités choroïdiennes, longues d'environ 1 mm. 5, peuvent être plus ou moins serrées les unes contre les autres, elles représentent une surface considérable. Faivre estime à un mètre carré la superficie totale des plexus des ventricules latéraux.

A l'examen microscopique, on constate que la villosité choroïdienne est essentiellement constituée par une anse vasculaire logée dans un stroma de tissu conjonctif mou, à fibres conjonctives minces et rares, très pauvre en fibres élastiques et recouvert d'un revêtement épithélial. Ce sont les vaisseaux qui, larges et très contournés, donnent à la villosité sa forme papillaire. L'épithélium, qui est un vestige de l'ancienne paroi de la vésicule embryonnaire hémisphérique, est formé de cellules cubiques disposées en une couche unique. Ces cellules, enchevêtrées par leurs angles allongés, ne laissent point de lacunes entre elles à l'état vivant, mais

sous l'influence des fixateurs, elles peuvent se ré-
tracter assez facilement sur elles-mêmes. Ces cellules ont un protoplasma réticulé à points nodaux
chromophiles, elles possèdent un noyau central
très net, ovalaire ou rond, généralement régulier
et muni d'un nucléole.

Chez les embryons des mammifères, ces cellules
sont ciliées, chez l'homme la présence de cils vibra-
tiles a été discutée, ce qui s'explique par leur fragilité, leur observation n'étant possible que sur des
pièces bien fixées (Grynfellt et Euzière).

La villosité choroïdienne a pu être considérée
comme une glande dévaginée dont le rôle serait
de secréter le liquide céphalo-rachidien.

**Rôle des plexus choroïdes dans la formation
du liquide céphalo-rachidien.** — Diverses expériences ont été faites par MM. Capelletti (1900),
Sicard, Dixon et Halliburton, Ducrot et Gautrelet,
afin d'établir le rôle des plexus choroïdes dans la
formation du liquide céphalo-rachidien. Milian,
après avoir injecté une solution d'encre de Chine
dans la carotide interne, a constaté, en même temps
que l'incrustation des vaisseaux des plexus par les
granulations de charbon, une augmentation paral-
lèle de la pression rachidienne.

Mais, mieux que les démonstrations expérimentales qu'on a essayé de réaliser, les faits cliniques démontrent que le liquide céphalo-rachidien a son origine au niveau des plexus choroïdes ; il suffit de rappeler les cas d'hydrocéphalie ventriculaire consécutive, soit à une obstruction plus ou moins complète des voies d'écoulement du liquide céphalo-rachidien des ventricules vers les espaces sous-arachnoïdiens, soit à des affections locales des plexus.

Les plexus choroïdes participent–ils seuls à la formation du liquide céphalo-rachidien ? — Les uns disent oui, les autres non, un certain nombre, adoptant une opinion mixte, admettent que si, à l'état normal, les cellules de l'épendyme ne prennent qu'une part infime à l'élaboration du liquide céphalo-rachidien, elles pourraient apporter une contribution plus importante dans certaines circonstances pathologiques entraînant une pro-duction abondante, un renouvellement rapide du liquide céphalo-rachidien.

CIRCULATION ET RÉSORPTION DU LIQUIDE CÉPHALO-RACHIDIEN

Expérimentant sur des cadavres d'enfants de 3 à 7 ans, Buia (1), après injection soit entre la troi-

---

(1) BUIA. — Circulation du liquide céphalo-rachidien. *Revue de Biologie de Bukarest*, mai 1916.

sième et la quatrième vertèbre lombaire, soit entre la deuxième et la quatrième vertèbre dorsale d'une émulsion de bleu de Prusse, a coloré sur une étendue de 10 à 20 centimètres le tissu conjonctif périneural ainsi que les gaines conjonctives des grands vaisseaux du cou, il colore également les ganglions lymphatiques du cou et de la région lombaire, le canal thoracique et la grande veine lymphatique.

Déjà auparavant, Hill, utilisant le sérum au bleu de méthylène injecté au niveau de la boîte cranienne, avait constaté que les veines des sinus devenaient rapidement bleues, que l'urine était teintée vingt minutes après l'injection, tandis que la teinte ne commençait à paraître dans les ganglions du cou qu'une heure après l'injection.

D'autre part, Milian (1904) et Froin ont démontré toute l'importance de la résorption veineuse des hématies dans les hémorragies méningées.

La résorption par les voies lymphatiques est de beaucoup plus lente et moins importante.

En résumé, le liquide céphalo-rachidien prend son origine au niveau des plexus choroïdes et, après avoir baigné les diverses cavités cérébrales ainsi que le canal de l'épendyme, gagne, par les voies de communication décrites plus haut, les espaces sous-arachnoïdiens et finalement est résorbé par les veines de l'encéphale, les gaines vasculaires de la moëlle et les gaines neurales cérébrales et rachidiennes dont la plus importante est celle de l'olfactif.

ROLE DU LIQUIDE CÉPHALO-RACHIDIEN

Rôle de suspenseur du cerveau. — La quantité de liquide céphalo-rachidien entourant le cerveau est peu importante, la lame liquide est si mince par place qu'il y a adhérence capillaire et que, par conséquent, le principe d'Archimède n'est plus applicable ; mais si le cerveau ne flotte pas dans le liquide céphalo-rachidien, ce dernier diminue cependant dans des proportions sensibles « la force avec laquelle toute la masse cérébrale tire sur ses attaches crâniennes ou s'écrase sur la base de la boîte osseuse » (Mestrezat).

Rôle de protection. — Le liquide céphalo-rachidien facilite les mouvements d'extension et de rétraction du cerveau, et le protège dans ses légers déplacements par son élasticité, mais il a, à ce point de vue, une action bien limitée ; il abonde d'ailleurs, surtout au niveau des parties les moins exposées au choc, d'autre part il faut se rappeler que le cerveau est sensiblement immobile, fixé dans ses parties essentielles dans le sens vertical par la tente du cervelet, latéralement par la faux du cerveau, tandis que les veines afférentes du sinus longitudinal postérieur l'attachent à la voûte et la veine de Galien à la tente du cervelet.

Rôle de régulateur de la tension intra-crânienne. — Les pulsations artérielles et les oscillations respiratoires déterminent dans le crâne des mouvements alternatifs d'expansion et de rétraction, tandis que l'inspiration agit sur l'afflux du sang veineux, la contraction cardiaque détermine l'afflux du sang dans les artères dont les pulsations se transmettent aux veines dans l'espace sous-arachnoïdien. L'efflux du sang artériel doit être compensé par l'efflux d'une même quantité de sang veineux. De même l'efflux du sang veineux doit avoir pour corollaire un afflux de même valeur du sang artériel. Le liquide céphalo-rachidien, par ses oscillations régulières, régularise et complète les compensations défectueuses ou insuffisantes ; il a un rôle d'auxiliaire de la circulation de peu d'importance à l'état normal, mais qui peut en acquérir une grande en cas d'obstruction veineuse.

Rôle de milieu de conservation de l'excitabilité cellulaire. — Fleig a réussi (1), avec le

____

(1) Fleig. — « Des divers liquides organiques, en tant que milieux nutritifs artificiels pour les organes isolés du

liquide céphalo-rachidien, des expériences remarquables de réviviscence. Pour maintenir la survie dans les organes isolés du corps, il le trouve supérieur au sérum lui-même pour les éléments délicats.

Expérimentant sur l'intestin, la vessie, l'utérus, il constate que les contractions peuvent se manifester pendant plusieurs heures à la température du corps « et si les organes, dit-il, sont maintenus à basse température, un peu au-dessous de zéro, par exemple, on peut, au bout d'une semaine, voir réapparaître leurs contractions en les ramenant progressivement à la température convenable ».

QUANTITÉ

On évalue à environ 125 à 150 grammes la quantité de liquide céphalo-rachidien à l'état normal. Magendie l'estimait à 60, Luckska à 75, Wagner à 85.

Dans l'atrophie sénile, elle peut atteindre 300 grammes, dans certains états pathologiques (hydrocéphalie, hydrorachie), on a cité des chiffres encore plus élevés.

L'évaluation exacte est fort difficile, d'autant qu'après la mort, le liquide céphalo-rachidien

corps. » *Comptes rendus Société Biologique*, t. 63, p. 362, 26 octobre 1907.

se résorbe très vite. Ce qui est certain, c'est que le liquide céphalo-rachidien se renouvelle très rapidement chez l'homme, six à sept fois par vingt-quatre heures, semble-t-il. Après Tillaux et Cl. Bernard, Mathieu (1902) cite le cas de blessés qui perdaient plus d'un litre par vingt-quatre heures. Vigouroux (1909) signale une perte quotidienne par écoulement nasal de 800 grammes.

Les mouvements augmentent l'écoulement, l'éther l'accélère également, tandis qu'au contraire l'atropine et l'injection intraveineuse d'absinthe le ralentissent. D'après certains auteurs, il varierait également suivant l'état d'abstinence ou de jeûne.

Constitution histologique

Le liquide céphalo-rachidien normal ne donne pas de culot de centrifugation. Il ne contient pas d'éléments cellulaires à l'exception de très rares lymphocytes.

Caractères physiques et Composition chimique du Liquide céphalo-rachidien normal

Aspect : limpide ;
Couleur : incolore ;
Viscosité : supérieure à celle de l'eau ;
Indice de réfraction : de 1,33480 à 1,32520 ;
Tonus : généralement supérieur à celui du sang ;

Point cryoscopique : — 0,58 ;

Densité : 1,0075

Réaction : légèrement alcalin au tournesol et à la phtaléine ;

Extrait sec : 11 grammes ;

Cendres : 8,80 ;

Matières organiques : 2 gr. 20 ;

Chlorures : 7 gr. 30 ;

Glucose : 0 gr. 55;

Albumine : 0 gr. 10 à 0 gr. 20 ;

Azote total : 0 gr. 20 ;

Urée : traces.

PERMÉABILITÉ MÉNINGÉE

Imperméabilité méningée à l'iodure, aux nitrates et à la phloridzine à l'état normal.

NATURE VRAIE DU LIQUIDE CÉPHALO-RACHIDIEN

Le liquide céphalo-rachidien n'est pas un transsudat, car à l'état normal, il ne contient ni sérum-albumine, ni fibrinogène. En effet, le fibrinogène ne se rencontre que dans certains états pathologiques, en particulier dans le syndrome de Froin. Le liquide céphalo-rachidien normal ne coagule pas par la chaleur et ni spontanément, ni par addition de sérum, il ne donne de fibrine. D'autre part, toutes les substances albuminoïdes dissoutes peuvent être précipitées par le sulfate de magnésie à saturation, donc il ne contient pas de sérum-albumine (1), il ne contient pas davantage d'alexine.

Le liquide céphalo-rachidien n'est pas une sécrétion vraie. — Une sécrétion vraie comporte l'élaboration par la glande d'un élément spécifique (telle la caséine pour le lait) et une modification profonde de la constitution minérale du produit formé aux dépens du plasma. Or, le liquide céphalo-rachidien ne contient pas de corps spécifiques. De plus, si l'on compare les taux des cendres et des éléments minéraux du sérum sanguin, aux taux des cendres et des éléments minéraux d'une sécrétion vraie et aux taux des mêmes éléments dans le liquide céphalo-rachidien, on constate que les taux des cendres et des aliments minéraux du sérum sont très différents des taux des cendres et des éléments minéraux d'une sécrétion vraie, tandis qu'ils sont sensiblement les mêmes que ceux des mêmes éléments dans le liquide céphalo-rachidien.

Le liquide céphalo-rachidien est-il le produit d'une filtration élective ? — Le fait que tous les éléments du liquide céphalo-rachidien se

____

(1) ARTHUS. — *Précis de Chimie biologique.* p. 212.

retrouvent dans le sérum sanguin, tandis que tous
les éléments du sérum sanguin ne se retrouvent
pas dans le liquide céphalo-rachidien, n'est pas
suffisant pour permettre de conclure qu'il n'y a,
au niveau des plexus, qu'une simple filtration
élective. Il faut d'ailleurs remarquer que tous les
éléments du sérum qu'on ne retrouve pas dans le
liquide céphalo-rachidien sont des colloïdes. D'autre part, le taux des chlorures est sensiblement
plus élevé que celui du sérum.

**Le liquide céphalo-rachidien est-il le produit
d'une dialyse sur épithélium différentiel ?** —
Dans cette hypothèse, soutenue par Mestrezat, le
taux des chlorures est expliqué par l'application
de cette loi de la dialyse qui veut que deux milieux
séparés par une membrane dialysante tendent toujours à se mettre en équilibre moléculaire. Si bien
que si certains éléments cryoscopants d'un des
milieux ne traversent pas la membrane dialysante,
l'équilibre sera rétabli par l'afflux dans l'autre
milieu des molécules les plus dialysables et les plus
abondantes du premier. Ainsi se comprendrait le
taux plus élevé des chlorures du liquide céphalo-
rachidien. Les molécules de NaCl, qui, d'après les
expériences de Galéotti, tant par les ions Na que
par les ions Cl, sont les plus diffusables des molé-

cules solides de l'organisme, compenseraient celles des éléments colloïdaux qui n'ont pas traversé l'épithélium et rétabliraient l'isotonicité des deux milieux.

L'explication est certes séduisante, mais elle ne tient pas suffisamment compte de l'activité fonctionnelle constatée dans les cellules de l'épithélium des plexus choroïdes pendant l'élaboration du liquide céphalo-rachidien.

Tout en n'étant pas une sécrétion vraie, le liquide céphalo-rachidien est néanmoins un produit de l'activité fonctionnelle d'un épithélium glandulaire. — L'activité fonctionnelle des plexus choroïdes est établie à la fois histologiquement et expérimentalement.

Etudiant chez des chiens, des lapins et des cobayes l'action de l'éther et de la muscarine sur les cellules épithéliales des plexus choroïdes des ventricules latéraux, Petit et Gérard ont montré que, sous l'action de ces substances, la partie distale de ces cellules devenait turgescente et qu'on y constatait de nombreux globules hyalins, et qu'une hypersécrétion très accentuée du liquide céphalo-rachidien s'établissait concomitamment.

De leur côté, certains histologistes ont signalé dans le protoplasma des gouttes secrétoires qui se gonflaient et après s'être approchées du pôle distal venaient crever dans la cavité ventriculaire.

L'emploi des méthodes mitochondriales a conduit à une interprétation nouvelle des phénomènes d'activité cellulaire. Pour Euzière et Grynfellt, les éléments décrits comme grains secrétoires ne seraient que des chondriosomes déformés incaractéri-

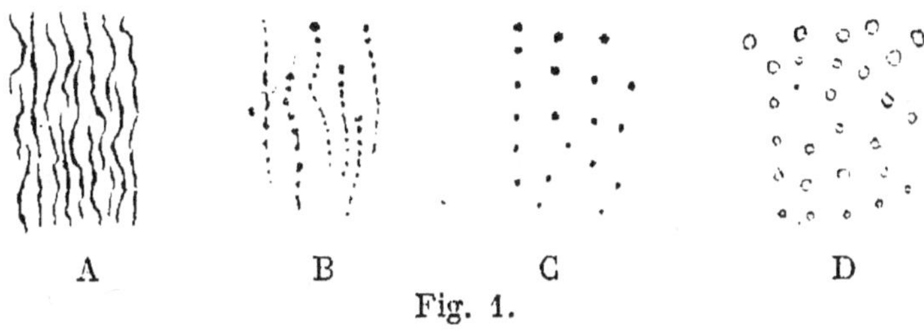

A   B   C   D
Fig. 1.

sables par les méthodes ordinaires. « Au début du travail secrétoire, le chondriome est représenté par des filaments (chondriocontes, A) qui se fragmentent en une série de grains disposés en chapelet (chondriomites, B) puis deviennent indépendants les uns des autres (mitochondries, C) (Euzière et Grynfellt) » (1). Les mitochondries, après avoir augmenté de volume, s'éclaircissent en leur centre en formant des vacuoles, D, qui, après s'être groupées au-dessous du bord libre de la cellule, traversent, pour venir s'évanouir à l'extérieur, la bordure en

____

(1) E. GRYNFELLT et S. EUZIÈRE. Histophysiologie des Plexus choroïdes. *Revue médico-thérapeutique*, avril 1914.

brosse décrite en 1901 chez la Salamandre par Gurwisth et retrouvée chez les Mammifères par Grynfellt et Euzière (2) (ancienne cuticule striée de Galéotti). La disparition de la paroi de ces vacuoles laisse libre des gouttelettes qui représentent l'origine du liquide céphalo-rachidien.

L'importance de l'activité fonctionnelle de l'épithélium des plexus pendant l'élaboration du liquide céphalo-rachidien, quelle que soit l'interprétation qu'on en donne, est admise par tous les histologistes. Elle ne permet guère de considérer l'épithélium des plexus comme un simple épithélium dialyseur.

Partant de ce principe que les milieux de l'œil et de l'oreille interne sont impossibles à distinguer chimiquement du liquide céphalo-rachidien, Mestrezat propose de classer ces trois humeurs dans une catégorie spéciale : celle des liquides dialysés.

Mais on doit remarquer que si les milieux de l'oreille interne qui, d'ailleurs, sont en communication par l'aqueduc du limaçon avec les espaces sous-arachnoïdiens, ont sensiblement la même constitution chimique que ce dernier, il n'en est pas absolument de même de l'humeur aqueuse. D'après Arthus, en effet, si l'humeur aqueuse ne coagule pas spontanément, elle forme cependant un

---

(2) *Op. cit.*

mince coagulum si on l'additionne de sérum sanguin. D'autre part, le liquide céphalo-rachidien n'est pas, comme nous l'avons vu, le produit d'une simple dialyse. Il mérite donc une classifisation à part, ne rentrant ni dans la catégorie des transsudats, des filtrats ou des liquides dialysés, ni dans celles des sécrétions vraies avec élaboration de corps spécifiques.

PROPRIÉTÉS BIOLOGIQUES

Toxicité et virulence. — Le liquide céphalo-rachidien normal n'est pas toxique. Vidal, Sicard et Lesne (1898), Galetta (1908) en ont fourni la preuve dans leurs expériences. Celui des épileptiques en injection intraveineuse à raison de 5 centimètres cubes par 100 grammes d'animal, provoque, d'après Pellegrini, des convulsions chez le cobaye. Des faits analogues ont été signalés par Souques et Castaigne (liquide d'urémique), par Dide et Sacquépée (liquide d'épileptique). Dans les infections méningées, d'autre part, Tinel et d'autres auteurs ont signalé des cas de dégénérescence des parties des centres nerveux en contact avec le liquide céphalo-rachidien.

D'après Denizes et Sabrazes, le liquide céphalo-rachidien provenant d'animaux enragés peut donner la rage. Par inoculation du liquide céphalo-rachidien pathologique aux animaux de laboratoire, on a pu, comme nous le verrons plus loin, transmettre la spirochétose hémorragique, la syphilis, la tuberculose, etc.

Action bactéricide. — D'après quelques auteurs, le liquide céphalo-rachidien serait bactéricide pour certains microbes. Pour la plupart au moins des bactéries pathogènes pour l'homme on peut affirmer que le liquide céphalo-rachidien n'a aucune action bactéricide. L'observation des faits cliniques en fournit une preuve indiscutable. Il suffira de rappeler qu'on a retrouvé dans le liquide céphalo-rachidien de malades le méningocoque, le streptocoque, le pneumocoque, le bacille de la peste, le typhique, le tétragène, même le tréponème (Sézari et Paillard). Non seulement il n'est pas bactéricide, mais il est, au contraire, pour certains microbes, un excellent milieu de culture (le pyocyanique par exemple). Diluant une öse de culture de pyocyanique dans un tube de bouillon, nous avons ensemencé, avec une öse de cette dilution, un tube de liquide céphalo-rachidien amicrobien et prélevé aseptiquement ; nous avons mis à l'étuve en même temps le tube de liquide céphalo-rachidien et l'émulsion qui avait servi à l'ensemencement ; en moins de vingt-quatre

heures, une magnifique coloration bleu-vert intense teintait le liquide céphalo-rachidien, tandis
qu'une teinte verdâtre, beaucoup moins accentuée,
ne se montrait que plus tard dans le bouillon qui
était cependant au début beaucoup plus chargé
en microbes. Le liquide céphalo-rachidien favo-
riserait tout au moins l'apparition de la pyocya-
nine.

Pouvoir amylolytique. — Pour rechercher le
pouvoir amylolytique du liquide céphalo-rachidien,
on additionne un volume connu de ce liquide recueilli aseptiquement (5 à 10 centimètres cubes)
d'une quantité 10 à 15 fois supérieure d'empois
d'amidon à 2 p. 100 stérilisé ; après séjour à l'étuve
à 37°, on dose le glucose dans le mélange. Achard
et Clerc ont conclu avec raison que le liquide céphalo-rachidien n'avait pas de pouvoir amylolytique ; nous-même, nous n'avons jamais obtenu de
réduction nette. Il faut remarquer qu'il s'agit là
d'une recherche très délicate ; le liquide céphalo-
rachidien contient déjà par lui-même des doses de
sucre difficiles à préciser très exactement, et dont
il faut cependant tenir compte ; que, d'autre part,
les observateurs qui ont imputé un pouvoir amylolytique au liquide céphalo-rachidien ne lui attri-
buent qu'un pouvoir amylolytique extrêmement

léger. Dans leurs résultats, ils n'arrivent à titrer que 0 gr. 10 à 0 gr. 15 de glucose p. 1000.

Glycolyse rachidienne. — Elle a été affirmée par Cavazani, mais les recherches ultérieures de tous les observateurs qui se sont occupés sérieusement de la question ont infirmé son opinion.

Alexine. — Le liquide céphalo-rachidien normal ne contient pas d'alexine.

Anticorps. — La production d'anticorps est due à une réaction de défense vis-à-vis de corps nuisibles introduits dans l'organisme. Elle est de règle dans le liquide céphalo-rachidien chaque fois qu'un élément nuisible viendra la provoquer localement, mais elle n'existera pas forcément dans les infections générales sans retentissement organique sur les centres nerveux.

Le liquide céphalo-rachidien d'un typhique ou d'un mélitensique n'agglutine pas le microbe spécifique, s'il n'y a pas eu infection méningée.

La spécificité des anticorps syphilitiques du liquide céphalo-rachidien, dans le cas de syphilis des centres, est très discutée comme on le verra plus loin.

Pouvoir hémolytique. — **Epreuve de Bard.** — Dans une série de tubes à hémolyse, on fait tomber X gouttes de liquide céphalo-rachidien, puis dans chaque tube une petite quantité de globules rouges égale dans chacun d'eux ; enfin, on ajoute dans les tubes des doses croissantes d'eau distillée, dans le premier tube, I goutte, dans le deuxième tube, II gouttes ; dans le troisième tube, III gouttes et ainsi de suite jusqu'à XV. On porte les tubes à l'étuve à 37° pendant douze heures, on examine ensuite.

Le liquide céphalo-rachidien normal ne laque pas les ang, le laquage ne commence que quand on a ajouté IX gouttes d'eau distillée à X gouttes de liquide céphalo-rachidien ; l'hémolyse n'est bien nette qu'avec une addition de X gouttes d'eau distillée.

La modification du pouvoir hémolytique du liquide céphalo-rachidien a été attribuée par les uns à une modification correspondante de la tonicité du milieu, par d'autres à l'existence d'hémolysines ; enfin, à la présence de globules rouges hyporésistants. D'autres hypothèses ont été également émises sur lesquelles nous n'insistons pas, d'autant plus que l'application de l'essai de Bard ne semble pas avoir jusqu'ici d'importance au point de vue clinique.

Hémolysines. — On n'a pas révélé la présence d'hémolysines dans le liquide céphalo-rachidien normal ; cependant, d'après Troisier, il laquerait les globules rouges du lapin.

La fragilité globulaire constatée dans les hémorragies méningées est admise par tous les auteurs. Troisier a montré qu'elle était due à une sensibilisation des globules ; d'autre part, Guillain et Laroche (1909) (1), Castaigne et Weill 1909) (2), ont mis en évidence la présence d'une sensibilisatrice libre dans le liquide céphalo-rachidien, dans le cas d'hémorragies méningées à la période résorptionnelle.

------

(1) GUILLAIN et LAROCHE. — Evolution des Hémolysines dans deux cas d'hémorragies méningées. *Bulletin de la Société de Biologie*, 6 novembre 1909.

(2) CASTAIGNE et WEILL. — Un cas d'hémorragie méningée avec biligénie locale. Présence d'une sensibilisatrice dans le liquide céphalo-rachidien. *Comptes rendus de la Société de Biologie*, 19 juin 1909.

CHAPITRE II

ÉCOULEMENTS SPONTANÉS
DU LIQUIDE CÉPHALO-RACHIDIEN
HORS DES
CAVITÉS CÉRÉBRO-MÉDULLAIRES.

1º Ecoulement par les voies naturelles et sans état pathologique. — Pendant des semaines et des mois, sans trouble ni altération apparente de la santé, le liquide céphalo-rachidien peut s'écouler au déhors, après avoir traversé les gaines des filets du nerf olfactif et la lame criblée de l'ethmoïde (cas de Tillaux, 1877 ; Saint-Clair Thomson, 1896).

2º Ecoulement par voie artificielle à la suite d'un traumatisme. — Dans les fractures de la base du crâne, on peut constater l'écoulement du liquide céphalo-rachidien par le nez ou les oreilles. C'est d'ailleurs pour le clinicien le meilleur des signes diagnostiques.

Diagnostic de la nature céphalo-rachidienne d'un écoulement nasal ou auriculaire ou provenant d'une fissure quelconque. — On comprend facilement l'importance de cette question et l'intérêt qu'il y a pour le clinicien à savoir, en présence d'un écoulement nasal douteux par exemple, s'il a à faire à une sécrétion de la muqueuse ou à du liquide céphalo-rachidien.

Nous avons donné les caractéristiques du liquide céphalo-rachidien plus haut. Pour les produits de la sécrétion des muqueuses nasales, ils sont caractérisés par leur viscosité, l'empesage du linge, la précipitation par l'acide acétique à froid et l'absence de pouvoir réducteur. L'examen microscopique du culot permet de constater la présence de cellules ciliées ou pavimenteuses. Par contre, les milieux de l'oreille interne se rapprochent tellement par leur composition du liquide céphalorachidien, qu'il est chimiquement impossible de les distinguer, mais étant en très petite quantité, ils ne sauraient donner lieu à un écoulement important.

Il semble donc qu'il soit assez facile de diagnostiquer la nature céphalo-rachidienne d'un écoulement nasal ou auriculaire. Pour les écoulements auriculaires, cela ne fait pas de doute, en présence d'un écoulement abondant survenant brusquement à la suite d'un traumatisme et sans cause locale inflammatoire apparente (abcès d'oreilles), on peut presque à coup sûr porter le diagnostic.

Mais lorsqu'il s'agit d'écoulements nasaux, la difficulté est souvent grande ; la sécrétion de la muqueuse nasale peut être abondante. Le liquide évacué par le nez se mélange à la sécrétion nasale, il en résulte que le liquide écoulé au dehors est un liquide mixte qui, de ce fait, a quelques-uns des caractères propres à la sécrétion nasale. La difficulté est encore plus grande s'il y est ajouté du sang ou de la lymphe.

On a cherché à utiliser la non-perméabilité méningée de dehors en dedans pour le diagnostic de la nature de ces écoulements, on comparait, après une injection sous-cutanée d'iodure ou de bleu de méthylène, les résultats de l'examen du liquide céphalo-rachidien obtenu par ponction lombaire avec le résultat de l'examen du liquide écoulé par le nez. Si les résultats étaient identiques, on concluait que les liquides écoulés étaient du liquide céphalo-rachidien ; si, au contraire, le résultat de la recherche de la perméabilité méningée n'était pas le même dans les deux cas, on concluait que le liquide écoulé n'était pas de nature céphalo-rachidienne.

En pratique, le mieux sera de rechercher :

1º Si le liquide a tous les caractères chimiques de la sécrétion nasale, dans ce cas, le diagnostic est facile ;

2º Ou s'il a tous les caractères du liquide céphalo-rachidien : dans ce cas, le diagnostic est encore plus facile ; pour cette épreuve, le plus simple sera de faire au sujet une ponction lombaire et de comparer le liquide écoulé au liquide de ponction.

3º Si l'écoulement a des caractères mixtes, on s'appuiera surtout, pour poser le diagnostic de liquide céphalo-rachidien pollué, sur : *a*) la constatation des matières réductrices dans l'écoulement ; *b*) sur le taux des cendres (8 à 9 grammes) et sur celui des chlorures.

Mestrezat n'attache aucun intérêt au taux des albumines ni aux recherches basées sur la non-perméabilité méningée.

CHAPITRE III

ÉCOULEMENT PROVÓQUÉ.
LA PONCTION LOMBAIRE.

TECHNIQUE

La ponction lombaire consiste à perforer le grand cul-de-sac sous-arachnoïdien et à en extraire une partie du liquide qui y est contenu.

Elle se pratique à l'aide d'un trocart ou mieux d'une aiguille d'environ un millimètre de diamètre, assez longue (7 à 8 centimètres) pour pénétrer facilement dans l'espace sous-arachnoïdien et assez solide pour ne pas se briser sur un os. Son biseau doit être court pour que tout l'orifice puisse pénétrer dans le sac sous-arachnoïdien sans léser la moëlle. L'aiguille de Valette, très bien comprise, longue de 75 millimètres de l'aileron à la pointe, a l'avantage d'être munie d'un robinet qui permet de régler l'écoulement à volonté et d'un embout recourbé qui facilite la récolte du liquide dans les tubes à centrifuger. Quelle que soit l'aiguille choisie, elle devra, avant l'opération, être parfaitement stérilisée de même que le mandrin qui devra en assurer la perméabilité.

Sauf impossibilité, on pratiquera la ponction lombaire le malade étant assis sur le bord du lit qui aura été au préalable disposé de telle façon que le dos du malade se présente à l'opérateur parfaitement éclairé.

Si l'état du malade est tel qu'il ne permette pas de le maintenir assis, on ponctionnera le malade couché, mais de toute façon il faudra exagérer le plus possible la courbure lombaire afin d'obtenir le maximum d'écartement entre les vertèbres ; on fait fléchir les jambes sur les cuisses et les cuisses sur le tronc ; il est bon de faire maintenir, pendant toute la durée de l'opération, le malade dans la position voulue par un aide attentif.

L'anesthésie locale est inutile en principe ; si elle est réclamée avec trop d'insistance par le malade, on se contentera d'un jet de chlorure d'éthyle ou d'évaporation de quelque peu d'éther.

La ponction lombaire est pratiquée entre la quatrième et la cinquième vertèbre lombaire par les uns, entre la cinquième vertèbre lombaire et la première sacrée par les autres. L'apophyse épineuse de la cinquième vertèbre lombaire, qui sert de point de repère, se trouve sur la ligne horizon-

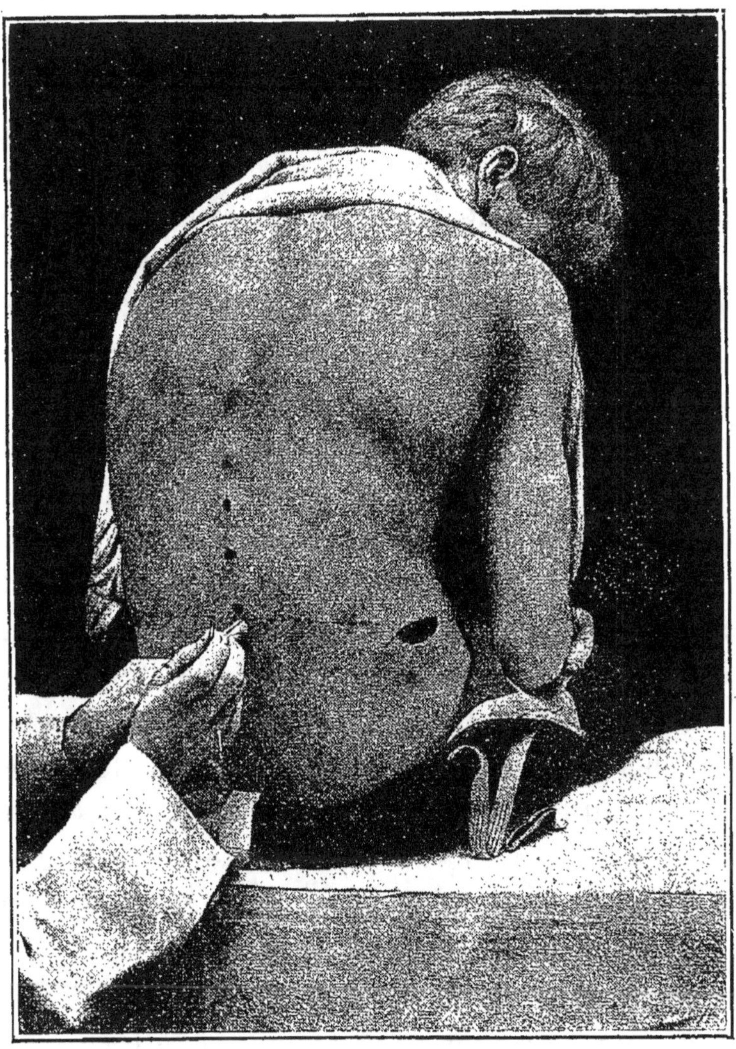

Fig. 2.

tale réunissant entre elles les crêtes iliaques, la moëlle se terminant au niveau de la deuxième ver- tèbre lombaire ne risque point d'être atteinte à ce niveau.

Les mains de l'opérateur seront soigneusement désinfectées ; le point de repère sera badigeonné de teinture d'iode ou mieux on y posera une pointe de feu ; l'aiguille sera tenue entre les trois premiers doigts de la main droite tandis qu'avec l'index gauche, on repérera l'apophyse épineuse située au- dessus de l'espace interosseux dans lequel on aura décidé d'enfoncer l'aiguille.

Ponction sur la ligne médiane. — Il est actuel- lement de règle de faire la ponction sur la ligne médiane, l'aiguille est enfoncée immédiatement au- dessous de l'apophyse épineuse repérée par l'index gauche perpendiculairement à la peau, les tégu- ments cutanés ayant été traversés, on arrive sur les ligaments qui ferment en arrière le canal rachi- dien ; on perçoit alors une légère résistance, on accentue brusquement la pression pour faire péné- trer l'aiguille dans le canal rachidien. Si l'aiguille a été introduite avec son mandrin, on retire le man- drin et on recueille le liquide dans des tubes stériles.

Certains opérateurs, au lieu de repérer avec l'index gauche l'apophyse épineuse située au-

dessus de l'espace interosseux choisi pour la ponction, préfèrent repérer l'apophyse épineuse inférieure ; l'aiguille ne devra plus alors être dirigée

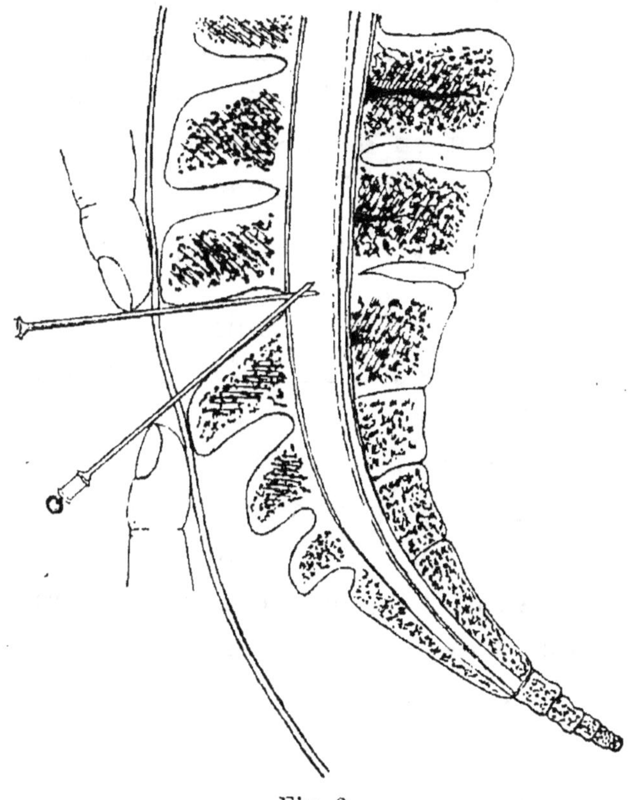

Fig: 3.

perpendiculairement au plan cutané, mais prenant
son point de départ immédiatement au-dessus de
l'index gauche qui repère l'apophyse, elle sera
dirigée dans le plan sagittal médian obliquement
de bas en haut.

Ponction latérale. — Ce mode de ponction n'est plus guère usité ; si on devait y avoir recours, on opérerait en enfonçant l'aiguille au milieu de l'espace interépineux, mais à un centimètre latéralement de la ligne médiane. L'aiguille devrait, dans ce cas, être dirigée à la fois en avant et en haut et très légèrement en dedans dans la direction du plan médian à environ 5 centimètres de profondeur.

PONCTIONS BLANCHES ET LEURS CAUSES

Il peut arriver que le liquide ne s'écoule pas, quoique l'aiguille ait été enfoncée correctement au point d'élection.

Tout d'abord elle peut être obstruée par un caillot sanguin, en passant le mandrin dans l'aiguille on lui rendra sa perméabilité.

D'autres fois, l'aiguille enfoncée trop profondément aura traversé le canal rachidien et se sera obstruée en butant contre la paroi antérieure du canal ; il suffira, dans ce cas, de la retirer quelque peu pour que le liquide s'écoule.

Par contre, chez le vieillard, des ligaments ossifiés peuvent former une barrière infranchissable.

Un liquide purulent très épais peut obliger l'opérateur à recourir à l'aspiration pour obtenir son écoulement.

Dans certains cas de méningite, des adhérences

peuvent cloisonner le canal rachidien et entraver l'écoulement du liquide.

Enfin, dans le syndrome de Froin (syndrome de coagulation massive et xanthochromie), la pression peut être si basse qu'on retirera à peine quelques gouttes de liquide ; parfois il peut arriver que le liquide se coagule dans l'aiguille même. Généralement le liquide se prend seulement après sa sortie du canal rachidien. Depuis que Lépine, en 1903, a signalé le premier une coagulation massive du liquide céphalo-rachidien à sa sortie du canal rachidien, il a été publié une vingtaine d'observations du syndrome de Froin ; ce phénomène ne devra donc pas surprendre le médecin, on se rappellera qu'il est dû généralement à la stagnation du liquide céphalo-rachidien dans le cul-de-sac lombaire, isolé et transformé en cavité close pour une raison quelconque (tumeurs, adhérences...).

Mais il peut aussi se produire, dans le cas de lésions plus élevées, par accumulation de fibrine dans les poches sous-dure-mériennes consécutives à des adhérences inflammatoires (Maurice Villaret et Rives) (1).

----

(1) Maurice VILLARET et RIVES. — Un cas de xantochromie avec coagulation massive et dissociation albumino-cytologique du liquide céphalo-rachidien au cours d'un mal de Pott cervical suivi d'autopsie. *Soc. de Neurologie*, 4 novembre 1915.

ACCIDENTS POSSIBLES

I. Accidents sans conséquence grave. — 1º *Au cours de la ponction.* — Au cours de la ponction, les malades peuvent accuser une douleur vive ou une sensation de tiraillement dans une jambe dues au tiraillement des nerfs de la queue de cheval ; ces phénomènes douloureux sont sans gravité.

2º *Après la ponction.* — La céphalée, les nausées survenant après la ponction peuvent être dues à une décompression trop brusque ou à la trop grande quantité de liquide retiré, mais le plus souvent elles ont pour cause une imprudence du malade qui s'est levé trop tôt ou est resté assis la tête trop élevée. On doit toujours recommander soigneusement aux malades, après la ponction, de rester couché la tête basse pendant quelques heures.

II. Accidents graves ou mortels. — Tous les accidents graves ou mortels qui ont suivi une ponction lombaire ont été observés chez des malades atteints de tumeurs cérébrales ; il ne s'en suit pas qu'une tumeur cérébrale soit une contre-indication absolue à la ponction lombaire ; il suffira, pour éviter les accidents lorsqu'on en soupçonnera la présence, d'être très prudent ; on fera alors la ponction, le malade étant en décubitus latéral, en opérant très lentement et en ne retirant que peu de liquide, on évitera ainsi les accidents possibles sans se priver d'un élément de diagnostic susceptible de donner des indications précieuses.

INDICATIONS DE LA PONCTION LOMBAIRE

I. La ponction lombaire est indiquée de façon absolue et immédiatement. — 1º *Dans tous les cas de syndromes méningés aigus.* — Soit que le syndrome méningé constitue toute la maladie, soit qu'il ait apparu comme épiphénomène au cours d'une infection générale.

Dans le premier cas, il s'agira très probablement de méningites primitives. L'examen du liquide seul permettra non seulement de porter le diagnostic ferme de méningite, mais encore d'en connaître l'origine microbienne (méningocoque, pneumocoque, etc.).

Dans le second cas, seul il nous fera connaître si les phénomènes méningés ne sont que des phénomènes de méningisme survenant au cours de l'infection générale sans envahissement microbien du canal médullaire ou s'il s'agit d'une méningite secondaire. Pour fixer les idées, prenons le cas d'une pneumonie au cours de laquelle apparaît

brusquement le syndrome cérébro-spinal ; s'il s'a-
git simplement de méningisme, le liquide de ponction sera clair, hyperglycosique et amicrobien ; si,
au contraire, il s'agit d'une infection secondaire
des méninges, le liquide sera louche, hyperalbumineux, hypoglycosique, on y constatera la présence
du pneumocoque. La formule cytologique sera celle
des inflammations méningées aiguës. On comprend
l'intérêt de l'examen, tant au point de vue du traitement qu'au point de vue du pronostic.

2° *Dans les cas de coma d'origine douteuse.* —
L'examen du liquide de ponction, en apportant des
précisions sur les modifications de la constitution
chimique et cytologique du liquide céphalo-rachidien, révélera l'origine du coma et par suite guidera
la thérapeutique.

**II. La ponction lombaire est indiquée de
façon constante et dans un assez bref délai.** —
1° *Dans les cas de syndrome cérébro-médullaire à la
suite de contusion, de déflagration d'explosifs*
(Souques) (1). — L'examen précoce du liquide

---

(1) Souques, J. Mégerand et V. Donnet. — Importance de l'analyse précoce du liquide céphalo-rachidien
pour le diagnostic des syndromes cérébro-médullaires dus
au « vent de l'explosif ». *Société médicale des Hôpitaux*,
29 octobre 1915.

céphalo-rachidien pourra faire connaître si les symptômes apparents sont accompagnés de lésions cérébro-médullaires ; la formule cytologique pourra varier suivant la nature et l'intensité des lésions produites et elle donnera en tout cas des renseignements précieux. Il en sera de même de l'examen chimique.

2º *D'une façon générale, chaque fois que, se trouvant en présence de phénomènes nerveux ou mentaux,* on hésitera entre le diagnostic d'une affection organique et celui d'une psychose ou d'une névrose.

III. **Des ponctions lombaires successives sont également indiquées à titre d'élément de pronostic** et pour permettre de suivre les résultats du traitement. — 1º *Au cours des affections chroniques systématisées du système nerveux* (tabes, myélites, etc.), dans lesquelles l'examen du liquide de ponction donnera des renseignements précieux sur la marche du processus méningé.

2º *Au cours de certaines diathèses ou intoxications générales* (urémie, diabète), elles permettront, dans certains cas, de suivre leur retentissement sur le système nerveux et d'en prévoir les complications.

PONCTION LOMBAIRE CHEZ LE FŒTUS

Indications et technique. — Le professeur Romola Costa (1) a pratiqué et préconisé la ponction lombaire chez le fœtus et dans son intérêt, au cours de l'extraction podalique, en présence de difficultés graves pour le parcours de la tête à travers le canal utéro-vaginal. Dans ce cas, l'issue partielle du liquide céphalo-rachidien permet une réduction sensible des diamètres de la voûte crânienne, diminue la compression du système nerveux central et en particulier des centres qui règlent les premières inspirations et le rythme du cœur.

La technique est simple et rapide, l'apophyse épineuse chez l'enfant étant horizontale et proportionnellement plus courte que chez l'adulte, les tissus moins épais et moins résistants. Aussitôt qu'au cours de l'extraction podalique le siège est arrivé à l'extérieur, on le fait maintenir par un aide, on fait saillir la colonne vertébrale en accentuant

---

(1) Prof. ROMOLA COSTA. — La ponction lombaire chez le fœtus avec issue partielle du liquide céphalo-rachidien dans l'intérêt de la vie du fœtus, dans certains cas d'extraction difficile de la tête (bassins vicieux, résistance du col utérin). *Annali di Ostretica e Gynecologia*, n° 6, 1916, 30 juin.

la courbure et on ponctionne avec une aiguille de grandeur moyenne entre la quatrième et la cinquième vertèbre lombaire. Dès que l'aiguille a pénétré dans la colonne vertébrale, on retire l'aiguille sans aspirer. La compression de la tête pendant son trajet dans le canal utéro-vaginal détermine la sortie spontanée du liquide céphalo-rachidien.

CHAPITRE IV

MENSURATION DE LA PRESSION RACHIDIENNE AU COURS DE LA PONCTION LOMBAIRE. PRESSION RACHIDIENNE NORMALE ET PATHOLOGIQUE.

IMPORTANCE DE LA MENSURATION DE LA PRESSION RACHIDIENNE

La pression rachidienne subit des modifications souvent considérables au cours des états pathologiques. Son étude, souvent trop négligée, n'est pas sans importance, car elle peut être un élément de diagnostic utile dans les affections cérébro-spinales. La mensuration de la pression rachidienne au cours de la ponction a d'ailleurs un intérêt particulier, immédiat, du fait qu'elle permet de se rendre compte exactement de la valeur de la décompression et d'arrêter ainsi l'opération au moment voulu. En général, on se contente des indications données par la façon dont le liquide s'écoule ;

son jet est d'autant plus fort que la pression est plus élevée, tandis qu'il s'écoule goutte à goutte quand la pression est basse.

Les mensurations, pour être comparables, devront toujours être faites dans les mêmes positions, car il est évident que la pression du liquide céphalo-rachidien, quand le malade est assis, sera plus forte que dans le décubitus latéral, en raison de la charge du liquide occupant le canal rachidien au-dessus du point de ponction.

Pour mesurer la pression rachidienne, on utilise trois types de manomètres.

Technique de la Mensuration

1º **Manomètre à une branche.** — Le manomètre à une branche, tel que l'emploie Quincke, se compose essentiellement d'un tube de verre de 1 mm. 5 à 2 millimètres de diamètre, recourbé à ses deux extrémités et long d'environ 15 centimètres. Un tube de caoutchouc de même diamètre et d'environ 50 centimètres le relie à l'aiguille de ponction. La ponction faite aseptiquement et suivant les règles habituelles, on relie l'aiguille au manomètre, après s'être bien assuré que l'aiguille est bien dans le canal rachidien. Il suffit pour cela de laisser écouler une à deux gouttes de liquide ; on prend soin de maintenir l'extrémité du manomètre à une hauteur suffisante pour que le liquide ne s'échappe point au dehors, et on élève le manomètre graduellement jusqu'à ce que le liquide s'arrête dans le tube de verre ; puis, avec un mètre, on mesure la hauteur qui sépare le point de ponction de la surface supérieure du liquide dans le tube. Beaucoup d'observateurs se servent pour cela d'un ruban métrique, il est préférable de se servir d'un mètre rigide qui sera maintenu plus facilement et avec plus de précision en position rigoureusement verticale au-dessus de l'aiguille de ponction.

Lorsqu'on veut recueillir le liquide de ponction dans les tubes, on se contente d'incliner, en l'abaissant, l'extrémité supérieure du tube de verre jusqu'à ce que le liquide s'écoule.

2° Manomètre à deux branches. — La mensuration de la pression à l'aide du manomètre à une branche est simple, mais elle n'est point parfaite. D'une part, elle manque d'une précision rigoureuse et, d'autre part, il ne faut point oublier que l'on a pu constater des pressions telles que dans ces cas il faudrait un appareil d'une hauteur trop encombrante. Parisot, de Nancy (1909) (1), s'est

____

(1) PARISOT. — Mesure de la pression du liquide céphalorachidien chez l'homme ; appareils et technique. Société de Médecine de Nancy, mai 1909. *Revue médicale de l'Est*, p. 456.

servi pour mesurer la pression rachidienne d'un manomètre double fixé sur une planchette mobile autour d'un axe vertical permettant par conséquent de placer le zéro de l'appareil sur le même plan que le point de ponction ; le manomètre est rempli jusqu'au zéro avec une solution de NaCl à 9 p. 1000, en ayant soin de faire affleurer le liquide jusqu'à l'orifice de l'embout permettant de mettre l'appareil en rapport avec le trocart à ponction.

Le trocart est très fin et muni d'un robinet, son ouverture s'adapte exactement sur l'embout du manomètre. On ponctionne comme d'habitude, en laissant ouvert le robinet du trocart, jusqu'à ce que le liquide apparaisse à l'ouverture ; on ferme alors rapidement le robinet, on adapte l'embout, on ouvre à nouveau le robinet, l'on note le point où le liquide s'élève et on lit le chiffre moyen auquel il s'arrête.

Lorsqu'on veut retirer une certaine quantité de liquide céphalo-rachidien, tout en continuant à lire le chiffre de la pression rachidienne, il suffit d'ouvrir le robinet du branchement latéral que porte l'appareil à cet effet.

L'appareil de Parizot a l'avantage de permettre de constater avec précision des pressions élevées tout en restant peu encombrant.

On peut également se servir d'un manomètre

double à mercure construit sur le modèle du manomètre de François Franck.

3° **Manomètre métallique de Claude.** — L'appareil de Claude, construit par Huclin, a l'avantage

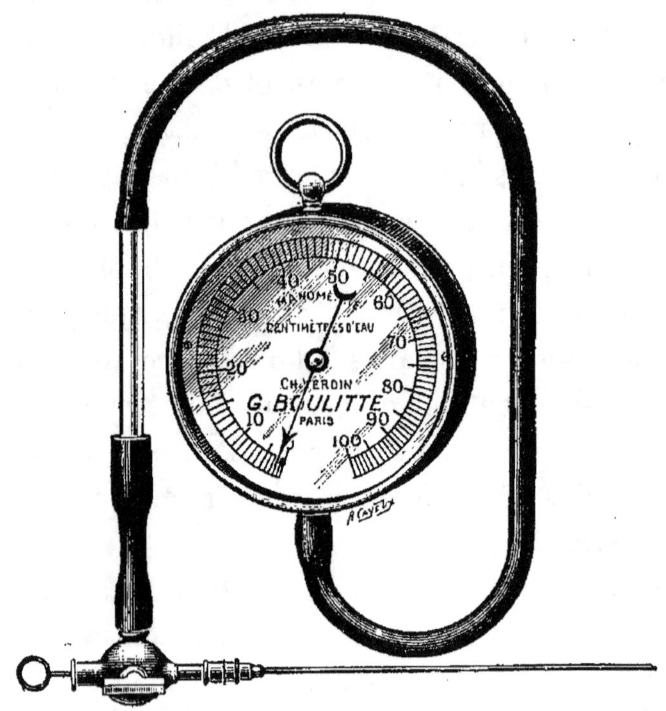

Fig. 4. — Manomètre de Claude.

d'être simple et peu encombrant ; il comprend un
petit manomètre métallique anéroïde gradué en
centimètres d'eau et un petit ajutage métallique
à trois tubulures. L'une des tubulures se fixe

sur l'aiguille de ponction. Sur la seconde s'adapte le petit tube en caoutchouc qui la relie au manomètre. Par la troisième, le liquide s'écoule à l'extérieur ; un robinet central commande l'obturateur de l'une ou l'autre des tubulures, au gré de l'opérateur qui, ainsi, par une manœuvre très simple, peut à tout moment prendre la valeur de la tension au cours de la ponction.

Valeur de la Pression rachidienne a l'état normal et pathologique

1° Pression rachidienne normale. — Bochefontaine, en 1898, avait évalué la pression rachidienne à zéro à l'état de repos et à 75 millimètres d'eau dans les fortes expirations. Pour Cybulski, elle varie sous l'influence de la systole cardiaque et de la respiration entre 72 et 90 millimètres d'eau. Adamkiewiz l'estime en moyenne à 80 à 100 millimètres d'eau. Quincke, Kronig, Parizot, Boveri l'ont successivement étudiée. Prenant la moyenne des observations, Richet estime que la pression moyenne du liquide céphalo-rachidien qui, d'ailleurs, est susceptible de grandes variations, dues au mouvement respiratoire et à bien d'autres causes diverses, peut être évaluée en moyenne à 100 millimètres d'eau avec limites extrêmes de 20 à 300. Il est entendu naturellement que ces chiffres s'appliquent à la pression rachidienne déterminée dans la position horizontale.

2º **Rapport de la pression rachidienne aux pressions artérielles, capillaires, veineuses et lymphatiques.** — Si, partant du chiffre moyen de la pression rachidienne donné par Richet (pression rachidienne = 100 millimètres d'eau) on la compare comme le fait Mestrezat au chiffre moyen des pressions artérielles, capillaires, veineuses et lymphatiques, on arrive aux constatations suivantes :

Pression rachidienne moyenne en position horizontale.........	100 mm. d'H^2O
Pression artérielle au niveau des gros vaisseaux = 16 centimètres de Hg, soit 2 mètres ou	100 mm. d'H^2O $\times$ 20
Pression du sang au niveau des capillaires (Laulanie) = 5 centimètres de Hg, soit 650 millimètres d'H^2O ou............	100 mm. d'H^2O $\times$ 6,5
Pression veineuse = 5 à 11 millimètres d'Hg (Gley), soit 65 à 150 millim. d'H^2O, moyenne...	100 mm. d'H^2O
Pression lymphatique (lymphatique du cou chez le chien) = 10 à 20 millimètres d'H^2O ou..	$\dfrac{100 \text{ mm. d'}H^2O}{10 \text{ ou } 20}$

En résumé, très inférieure à celle du sang des gros vaisseaux artériels, sensiblement égale à celle du sang dans les veines, la pression rachidienne est très supérieure à celle de la lymphe dans les canaux lymphatiques. Il y a, à l'état normal, un parallélisme dans les variations de ces pressions sous les influences physiologiques ; si ce parallélisme venait à être rompu dans des proportions sensibles, il y aurait lieu d'en chercher la cause dans un état pathologique.

Variations pathologiques. — Nous dirons tout d'abord que le liquide peut être hypertendu et ne s'écouler que goutte à goutte, tel est le cas dans les méningites cloisonnées. Ces cas sont exceptionnels d'ailleurs, mais ne doivent être méconnus ; la pression est augmentée très sensiblement dans les méningites aiguës, dans les cas d'hémorragies centrales (chiffres très élevés), de tumeur cérébrale ; elle est également généralement hyper dans les névrites, dans l'urémie mortelle ; elle a été trouvée élevée dans la fièvre, la spirochétose hémorragique et la fièvre récurrente.

Claude et Meuriot ont décrit un syndrome d'hypertension céphalo-rachidienne consécutif aux contusions de la région cervicale de la colonne vertébrale.

Par contre, elle est parfois extrêmement abaissée dans le syndrome de Froin et naturellement dans les cas d'écoulement continu du liquide céphalo-rachidien.

CHAPITRE V

FORMULE CYTOLOGIQUE DU LIQUIDE CÉPHALO-RACHIDIEN. RECHERCHE ET SIGNIFICATION.

Si on ne trouve pas ou très peu d'éléments cellulaires dans le liquide céphalo-rachidien normal, il n'en est plus de même à l'état pathologique et l'examen cytologique peut donner dans ce cas de précieuses indications.

Examen macroscopique

La seule inspection du liquide à la sortie du canal rachidien ne saurait donner des indications précises, mais elle permet déjà de faire des constatations qui ne sont point sans valeur.

Le *sang* peut pigmenter le milieu.

Les *polynucléaires*, s'ils sont en abondance, lui donnent un aspect louche. Les *lymphocytes*, même en grand nombre, ne modifient pas la teinte du milieu. On a donné comme signe d'une lymphocytose accentuée, un scintillement spécial qu'on percevrait en examinant sur fond noir, soit à l'œil nu ou à la loupe, le liquide céphalo-rachidien obliquement éclairé par une lumière très vive (Cornil et Ranvier) (1).

Mais la plupart des observateurs ne considèrent pas ce signe comme pathognomonique.

Examen microscopique

Examen cytologique sans centrifugation préalable. — La cellule de Nageotte. — On fait un examen cytologique, sans centrifugation préalable, chaque fois que l'on veut faire une numération des éléments cellulaires. On emploie dans ce but la cellule de Nageotte qui permet de compter avec autant de précision que possible les éléments cellulaires contenus dans un millimètre cube de liquide. Cette cellule, comparable à un petit hématimètre, est graduée et divisée en 40 cellules longitudinales exactement de même calibre et correspondant à 1 mmc. 25. On remplit très exactement la cellule de liquide céphalo-rachidien préalablement coloré au bleu de méthylène, puis on recouvre

---

(1) Cornil et Ranvier. — *Manuel d'Histologie pathologique*, T. III, p. 209.

d'une lamelle spéciale bien plate. L'épaisseur du liquide doit être la même partout. Au bout de quelques instants, les éléments cellulaires se sont rassemblés au fond de la cellule, on examine alors avec un grossissement moyen (oc. 3, object. 6) et on procède à la numération. Pour cela on comptera

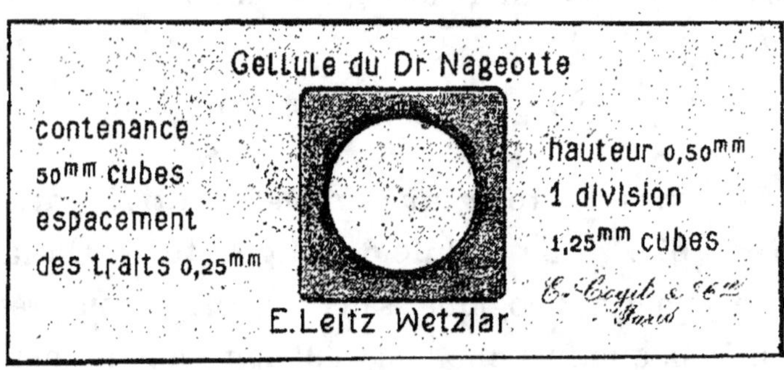

Fig. 5.

les éléments contenus dans quatre séries longitudinales, ce qui vaut mieux que compter les éléments contenus dans une série et multiplier par 4. On aura ainsi le nombre des éléments contenus dans 1 mmc. en divisant le chiffre trouvé par 5.

Examen cytologique après centrifugation et sans fixation. — *Examen entre lame et lamelle* (liquides peu albumineux). — La centrifugation doit durer environ quinze minutes. Le liquide est décanté après centrifugation et le culot aspiré dans une pipette capillaire, en ayant bien soin de tenir toujours les tubes renversés la pointe en l'air, on fait tomber une gouttelette de culot au centre d'une lame bien propre et on examine entre lame et lamelle sans séchage ni fixage avec l'aide d'un colorant vital ; cette méthode rapide et simple a encore l'avantage de permettre de constater certaines formules cytologiques qui ne pourraient être décelées par l'examen après fixation ; il ne faut point oublier qu'il y a des liquides très peu albumineux dont l'encollage est presque impossible et dont il ne reste rien sur la plaque après lavage.

Préparation des frottis. — 1º *Etalement.* — Centrifuger et décanter selon la règle habituelle, déposer une gouttelette du culot à l'extrémité d'une lame, puis, avec une autre lame rodée, étaler d'un seul coup de gauche à droite, dessécher ensuite la préparation sans chauffer et fixer. Si le culot n'est pas appréciable, étaler avec l'effilure de la pipette.

2º *Fixation.* — Si l'on doit colorer au panchrome ou au bi-éosinate, la fixation se faisant par le colorant lui-même, on se contentera de sécher les frottis.

Si on veut, au contraire, colorer à la thionine, à

l'hématéine-éosine ou au bleu Borrel-éosine, on devra préalablement fixer les frottis.

Pour fixer, on peut plonger la lame pendant quelques minutes dans un tube de Jolly contenant parties égales d'alcool et d'éther, la retirer ensuite, la laisser sécher à l'air en la plaçant de préférence verticalement afin d'éviter les poussières.

On colore ensuite par une des méthodes suivantes :

Coloration par la thionine phéniquée filtrée, laisser en contact deux à trois minutes le frottis fixé.

THIONINE PHÉNIQUÉE

Thionine .... 0 gr. 50
Alcool absolu.................... 10 gr.
Ajouter peu à peu après la dissolution :
    Eau phéniquée à 1 p. 100 .... 100 gr.
Laver et sécher.

Coloration par l'hématéine-éosine. — Colorer pendant quatre à cinq minutes par quelques gouttes d'hématéine filtrée. Laver ensuite soigneusement à l'eau, sécher, puis colorer pendant environ une minute avec quelques gouttes d'éosine filtrée à 2 p. 100, laver à nouveau et sécher.

Coloration par le bleu Borrel-éosine. — Recouvrir complètement la lame de bleu Borrel, faire agir pendant trente à quarante secondes, puis plonger dans un tube Borrel contenant de l'eau distillée, agiter pour mélanger et ajouter la solution d'éosine goutte à goutte jusqu'à obtention d'une pellicule mordorée. Laisser agir trente minutes, laver et sécher.

PRÉPARATION DU BLEU BORREL

Dans un flacon de 250 cmc. mettre :

    Azotate d'argent.................... 2 gr.
    Eau distillée...................... 100 cmc.

Après dissolution, remplir le flacon avec :

    Solution de soude à 1 p. 10........ Q. S.

Laver à plusieurs reprises le précipité noir d'oxyde d'argent avec de l'eau distillée, puis remplacer l'eau de lavage par :

    Solution aqueuse de bleu de méthylène
        pur à 2 p. 100......... Q. S. pour   250 cmc.

Agiter à plusieurs reprises.

Laisser en contact douze à quinze jours à l'étuve, puis décanter le liquide qui constitue le bleu Borrel.

Coloration par le panchrome Laveran. — Par cette méthode, le frottis est fixé par le colorant lui-même ; la méthode comporte deux temps. — Premier temps : fixation, la fixation doit se faire à l'abri de l'air. Après avoir déposé sur le frottis une grande lamelle de façon à le recouvrir en entier, on dépose sur le bord de la lamelle quelques gouttes de panchrome qui s'infiltrent par capillarité entre la lame et la lamelle ; on laisse agir cinq minutes, on peut également faire tomber quelques gouttes du panchrome sur le frottis et maintenir le frottis à l'abri de l'air, dans une boîte de Piétri ; le premier procédé est préférable, les boîtes ne fermant pas hermétiquement. — Deuxième temps : coloration. Verser sur la lame XV à XX gouttes d'eau distillée de façon à recouvrir entièrement le frottis, homogénéiser le mélange en remuant doucement et laisser agir une demi-heure à la température ordinaire ; la coloration est plus rapide si on fait agir le colorant à chaud, en portant la lame préparée à l'étuve à 37°. Il est nécessaire de la surveiller afin de retirer la lame avant que le colorant n'ait commencé à sécher.

Coloration par la méthode de Tribondeau au bi-éosinate de bleu Borrel et de bleu de méthylène (1). — Sécher le frottis à l'air, ne pas chauffer. Délimiter le frottis au crayon à écrire sur le verre.

Fixation. — Laisser tomber sur le frottis, avec une pipette réservée à cet usage, 0 cmc. 2 (environ XII gouttes) de bi-éosinate liquide ; étaler par mou-

---

(1) Le bi-éosinate liquide se trouve tout préparé dans le commerce.

vements de roulis de la lame ; recouvrir la lame d'une moitié de la boîte de Piétri. Laisser agir trois à quatre minutes environ.

Coloration. — Incliner légèrement la lame pour réunir le colorant sur un des grands bords ; ajouter au colorant 0 cmc. 6 d'eau distillée de préférence, surtout en hiver, chauffée vers 40°. Mélanger le colorant et l'eau par mouvements de roulis de la lame, laisser agir deux à trois minutes.

Pendant ce temps, préparer le mélange suivant : eau distillée : 2 cmc. ; bi-éosinate : 0 cmc. 1.

Jeter le liquide colorant qui recouvre la lame, laver brusquement par jet d'eau distillée et, sans sécher, faire tomber sur la lame le bain neuf et faible. Laisser agir dix à quinze minutes pour un examen cytologique, vingt à vingt-cinq minutes pour un examen parasitologique.

Laver brusquement sous l'eau de façon à entraîner d'un seul coup tout le colorant et d'éviter un voile.

Egoutter en secouant et sécher.

Enlever l'huile de cèdre après chaque examen à l'immersion si on veut conserver la préparation.

Le colorant étant très sensible, éviter toute trace d'acide ou de base, ne se servir que de verrerie et pipettes très bien rincées.

Par ce procédé, les hématies sont colorées en saumon ; le noyau des leucocytes en violet, le protoplasma des petits et des moyens mononucléaires en bleu vigoureux ; celui des grands mononucléaires en bleu pâle, celui des polynucléaires en rosé ; les granulations azurophiles en rouge, les granulations neutrophiles en violet rouge, les éosinophiles en rose orangé, les basophiles en bleu, les hématies granuleuses et basophiles sont piquetées ou lavées de bleu.

Si l'on veut conserver les préparations, on devra, pour les rendre durables, fixer les couleurs par immersion des lames pendant dix à vingt secondes dans une solution aqueuse de tanin à 1 p. 100, suivie d'un lavage à l'eau distillée.

Aspect microscopique des Éléments cellulaires

A l'examen microscopique, après fixation et coloration préalables, on reconnaîtra facilement les divers éléments cellulaires du liquide soumis à l'examen.

Globules rouges. — Les globules rouges non altérés se montrent sous la forme d'éléments arrondis s'ils ne sont pas altérés ; s'ils sont dégénérés, ils peuvent être déformés et allongés ; colorés en vert par la thionine, en rose par l'éosine dans la coloration par l'hématéine-éosine ; ils apparaissent grisâtres si on a coloré par le bleu Borrel-éosine et colorés en saumon par le bi-éosinate.

Lymphocytes. — Les lymphocytes qui sont généralement de dimensions réduites ont un noyau arrondi, un protoplasma non granuleux à peine visible, ne formant souvent qu'un liseré autour du noyau.

Polynucléaires. — Les polynucléaires, deux ou trois fois plus grands que les globules rouges, ont plusieurs noyaux ou un noyau lobé. Leur protoplasma est granuleux, on les distingue d'après l'affinité différente aux colorants de leurs granulations en polynucléaires neutrophiles, éosinophiles ou basophiles.

Les polynucléaires neutrophiles, de beaucoup les plus nombreux, sont ceux dont les granulations se colorent par les colorants neutres. Colorés par l'hématéine-éosine, leurs granulations sont bleues ; colorées au bleu Borrel-éosine, les granulations apparaissent colorées en rouge-violet.

Les granulations des polynucléaires et éosinophiles, plus grosses que celles des neutrophiles, se colorent en rouge dans la coloration hématéine-éosine, en rose pâle dans la coloration au bleu Borrel-éosine ; on les rencontre rarement.

Les granulations des polynucléaires basophiles, qu'on ne rencontre qu'exceptionnellement, ne se colorent que par les colorants basiques ; avec la thionine, elles se colorent métachromatiquement en rouge ; par la méthode du bleu Borrel-éosine, elles sont colorées en bleu.

Grands mononucléaires. — Les grands mono-nucléaires sont deux ou trois fois plus grands que les globules rouges, leur noyau apparaît plus pâle que celui des polynucléaires et leur protoplasma, normalement non granuleux, se colore mal.

Très exceptionnellement les mononucléaires peu-vent présenter un protoplasma granuleux (myélo-cytes) ; dans ce cas-là, on les divise comme les polynucléaires d'après l'affinité de leurs granula-tions aux colorants en myélocytes neutrophiles, éosinophiles et basophiles.

Moyens et petits mononucléaires. — Les moyens et les petits mononucléaires se distinguent des grands mononucléaires non seulement par leur taille, mais encore par l'affinité de leur protoplasma aux colorants par le bi-éosinate ; le protoplasma des

Pl. I.

Fig. 1. MÉNINGITE TRAUMATIQUE.
Frottis du culot et centrifugation.
Col. hématoxiline éosine.-1 Globules
rouges. - 2 Lymphocytes.- 3 Cellules
endothéliales.- 4 Polynucléaires.

Fig. 2. MÉNINGITE TUBERCULEUSE
Frottis du culot et centrifugation.
du liquide. Color. méthode Zielh. 1
Globules rouge. - 2 Lymphocytes.- 3
Moyen mononucléaire.-4 Polynuclé-
aires. - 5 Bacille de Kock.

Fig. 3. Coloration des éléments cellulaires par le biéosinate.-1 Globules
rouges. - 2 Lymphocytes. - 3 Mononucléaires. - 4 Myélocytes neutrophiles
5 Myélocytes basophiles. - 6 polynucléaires neutrophiles. - 7 polynucléaires acidophiles.

Fig. 4 Coloration des éléments cellulaires par le panchrome Laveran
1 Globules rouges. - 2 Lymphocytes. - 3 mononucléaires. - 4 Myélocytes
neutrohpiles.-5 Polynucléaires neutrophiles.-6 Polynucléaires basophiles
7 Polynucléaires acidophiles.

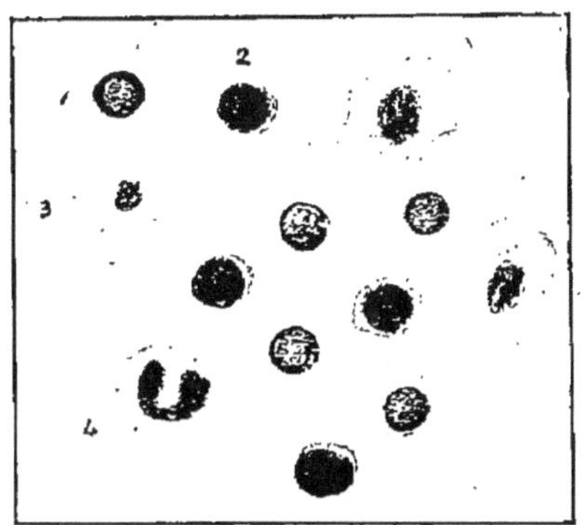

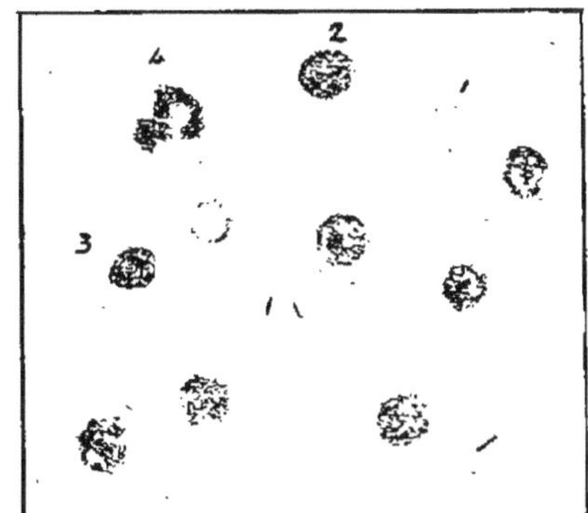

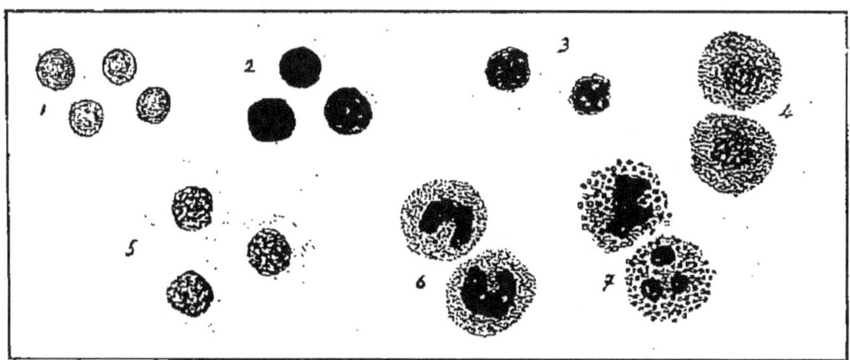

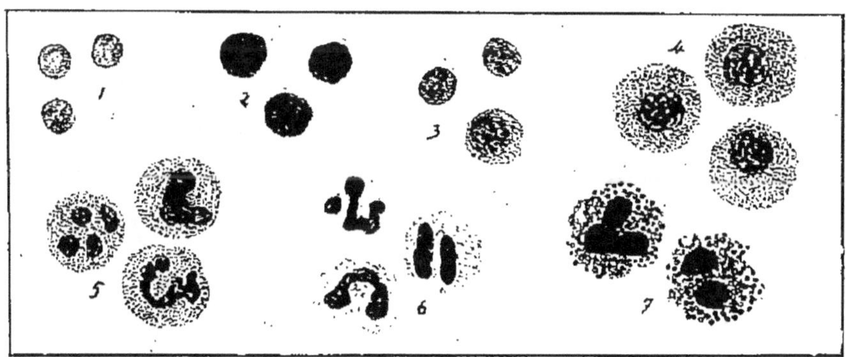

A. Maloine et fils, Édit.

G. Deberque, Imp.

moyens et petits nucléaires se colore en bleu vigoureux, tandis que celui des grands mononucléaires
se colore en bleu pâle,

Cellules endothéliales. — Les cellules endothéliales se distinguent des mononucléaires par
leurs bords minces, réguliers, moins nets et par
leur association fréquente en placards.

Cellules cancéreuses. — Les cellules cancéreuses, dont les dimensions peuvent atteindre dix
fois celles des lymphocytes, sont arrondies et possèdent un ou plusieurs noyaux. Elles peuvent présenter des figures de karyokynèse, pathognomoniques d'autrefois, elles ne se distinguent que par
leur grande taille et la présence de vacuoles, qu'il
ne faut pas confondre avec les cavités qu'on est susceptible de rencontrer dans les leucocytes dégénérés.

Macrophages. — Les macrophages sont des
cellules qui en ont englobé d'autres.

SIGNIFICATION CLINIQUE DE LA FORMULE CYTOLOGIQUE

Lymphocytose. — Dans la *méningite tuberculeuse*, la lymphocytose est constante, mais d'intensité variable, très accentuée en dehors des accès

aigus et dans les formes torpides ; elle peut, à la période des phénomènes aigus, être associée à une polynucléose telle que le nombre des polynucléaires peut égaler celui des lymphocytes.

Dans les *méningites aiguës non tuberculeuses*, la lymphocytose succède, à la convalescence, à la polynucléose de la période d'état, elle peut également, quoique rarement, se rencontrer au stade du début.

Dans le *tabes*, son apparition précoce peut aider à fixer le diagnostic. Elle est également de règle dans la *P. G. P.*, en dehors des poussées fébriles, et en général dans les affections au cours desquelles les malades présentent le signe d'Argyll-Robertson. Dans la *syphilis secondaire*, on la rencontre également accompagnée souvent de polynucléose quand se produisent des manifestations cutanées graves.

Dans les *méningo-myélites infectieuses*, on trouve des lymphocytes en grand nombre et quelques polynucléaires ; on a également signalé la lymphocytose dans des affections aiguës (rougeole, oreillons), alors même qu'il n'y aurait pas de symptômes nerveux cliniques appréciables.

Elle a été aussi constatée dans des cas de *ramollissement cervical cortical* ou de *pachyméningite cervicale hypertrophique*.

On a signalé la présence de lymphocytes dans le

liquide céphalo-rachidien en nombre proportionnel à l'intensité de l'affection dans le *zona* et l'*herpès* ; on peut ranger dans le même groupe les cas de réaction lymphocytaires et même polynucléaires que Nobécourt, Escalon et Peyre ont trouvé dans le syndrome de *rhumatisme cervical* et de *névralgie sciatique* associés.

Dans les intoxications, la lymphocytose est nette dans la *méningite saturnine* ; à peine indiquée dans l'*hydrargyrisme*.

Dans l'*accès palustre*, d'après Monnier, Vinart-Paisseau et Lemaire, la réaction cellulaire est constituée fondamentalement par des lymphocytes et des moyens mononucléaires avec quelques rares cellules endothéliales, on trouve rarement des polynucléaires.

Dans la *trypanosomiase*, la formule cytologique du liquide céphalo-rachidien est sensiblement la même que dans l'accès palustre, lymphocytose et grands mononucléaires.

Dans la *spirochétose hémorragique*, on peut trouver de la mononucléose d'emblée, plus souvent elle succède à la polynucléose.

Polynucléose. — La polynucléose est l'indice d'une inflammation aiguë des méninges ou d'un processus aigu au cours d'une affection chronique.

C'est ainsi qu'elle est de règle dans les *méningites cérébro-spinales* à méningocoques, pneumocoques, etc. à la période d'état, faisant place à la lymphocytose à la période de régression. C'est ainsi qu'on l'a trouvée également lors de la reprise des accidents ou des poussées fébriles dans la P. G. P.

La polynucléose a été signalée dans la *spirochétose hémorragique* (Costa et Troisier) et dans la *méningite urémique*.

A la suite de la *rachicocaïnisation*, on a également constaté de la polynucléose, indice de la réaction méningée à laquelle exposent certaines injections médicamenteuses. C'est ce qui a incité quelques chirurgiens à substituer à l'injection sous-arachnoïdienne l'injection intradurale.

Globules rouges. — Les globules rouges indiqueront un épanchement hémorragique, il ne faudra pas confondre une hémorragie des centres nerveux avec l'hémorragie accidentelle qu'aurait pu produire l'aiguille au cours de la ponction lombaire.

CHAPITRE VI

PROPRIÉTÉS PHYSICO-CHIMIQUES DU LIQUIDE CÉPHALO-RACHIDIEN NORMAL ET PATHOLOGIQUE. — LEUR RECHERCHE.

Aspect

A l'état normal. — Le liquide céphalo-rachidien normal est incolore et parfaitement limpide, semblable à l'eau de roche.

A l'état pathologique. — Le liquide céphalo-rachidien peut être modifié dans sa transparence et dans sa coloration, ou simplement dans sa coloration.

Absence de limpidité. — Un liquide franchement trouble et purulent est l'indice d'une méningite cérébro-spinale. Sans inflammation méningée, on pourra constater un trouble léger dans les hémorragies récentes, par suite de la présence dans le liquide d'éléments figurés.

Modification de coloration. — L'examen de la coloration devra être fait après centrifugation. Le liquide céphalo-rachidien centrifugé et décanté sera examiné sur fond blanc et dans l'axe du tube ; certains observateurs ont utilisé des échelles colorimétriques. Javal se sert d'une échelle constituée par des tubes de solution de bichromate titrées de telle façon que les diverses teintes obtenues correspondent aux teintes que donneraient des quantités connues de bile dans le liquide céphalo-rachidien. Le liquide est clair dans les affections n'intéressant pas les centres nerveux, dans les affections nerveuses chroniques et enfin dans quelques cas de méningites aiguës. L'absence de coloration ne peut faire éliminer l'hypothèse d'inflammation méningée aiguë.

Le liquide peut présenter une xanthochromie dont l'intensité peut être variable dans les cas suivants :

1º Inflammation méningée : Netter a signalé depuis longtemps l'aspect du liquide des méningites cérébro-spinales (liquide opalescent) ; il y a d'ailleurs des exceptions, comme nous l'avons dit plus haut.

2º Ictères : les sels biliaires teintent le liquide céphalo-rachidien en jaune pâle peu accentué, parfois en jaune-verdâtre. Dans ce cas, il sera bon de faire la recherche de la tension superficielle pour éclairer le diagnostic.

3º Coagulation massive et xanthochromie : Ce syndrome est caractérisé par la teinte spéciale du liquide, sa coagulation peu après être sorti du canal rachidien, le taux élevé de l'albumine, la présence d'albumose.

4º Hémorragie du névraxe et de ses enveloppes : le liquide céphalo-rachidien, examiné sans centrifugation dans les premières heures qui suivent l'hémorragie, présentera un aspect franchement hémorragique, en raison de l'abondance des globules rouges dans certains cas (Milian a compté 1.200.000 globules rouges, Froin 3.600.000) ; d'autres fois, il pourra n'être que rosé. Dans la suite, les globules rouges disparaissent par résorption ou désintégration ; l'aspect hémorragique du liquide en sera modifié.

Le liquide céphalo-rachidien, examiné après centrifugation, reste incolore au moins vingt-quatre heures (Milian). Plus tard, apparaît la xanthochromie qui, très légère au début, s'accentue progressivement, atteint son maximum du septième au quatorzième jour, puis décroît. L'érythrochromie franche, due à la présence de l'oxyhémoglobine, pourra apparaître vers le huitième ou le dixième jour.

DENSITÉ

La densité normale du liquide céphalo-rachidien est de 1,0075, donc sensiblement inférieure à celle du sang.

Recherche. — Les échantillons de liquide à examiner sont généralement en trop petite quantité pour permettre la recherche de la densité à l'aide de picnomètres.

On pourrait rechercher la densité en pesant au 1/5 de milligramme un volume exactement mesuré à température voisine de 15° et diviser le poids trouvé par celui d'un égal volume d'eau distillée à même température.

La méthode d'Hammerslag a l'avantage d'être facile et d'exiger très peu de liquide : on fait tomber dans des mélanges de densités variables de benzine et de chloroforme une goutte du liquide à examiner, la densité du liquide est la même que celle du mélange dans lequel une goutte du liquide reste en équilibre sans monter ni descendre.

VISCOSITÉ

Viscosité normale. — Elle est très légèrement supérieure à celle de l'eau.

Viscosité pathologique. — Lévy-Valensi (1911) a trouvé des valeurs hypo dans les méningites aiguës, des valeurs hyper dans le tabes et la P. G. P.

Donath (1904), Fornaca (1906), Derrien, Rozier et Mestrezat ont trouvé une viscosité très élevée dans le syndrome de Froin.

Mesure de la viscosité. — Le viscosimètre d'Ostwald est un tube de verre en U dont l'une des branches, ainsi que la base de l'U, sont relativement larges et de même calibre. La seconde branche est constituée par un tube capillaire terminé à sa partie supérieure par une ampoule surmontée d'un tube assez large, haut d'environ 2 à 3 centimètres ; un repère est marqué sur la branche capillaire, un peu au-dessous de l'ampoule-réservoir, un second repère est marqué un peu au-dessus de cette ampoule, à la partie inférieure du tube qui la surmonte.

On verse dans la branche la plus large autant de liquide qu'il peut être nécessaire pour remplir toute la base de l'U (3 à 4 centimètres cubes environ), en évitant de produire des bulles d'air qui, par leur adhérence, modifieraient les résultats.

On place l'appareil soit dans une étuve à température connue et constante, soit dans un récipient à eau chaude dont la température sera maintenue constante et vérifiée par le thermomètre.

A l'aide d'une poire, on aspire le liquide jusqu'à ce que le repère supérieur soit légèrement dépassé par le ménisque, on enlève la poire qui a servi à l'aspiration, et on vérifie très exactement le temps écoulé entre le moment où le ménisque passe devant le repère supérieur et celui où il affleure le repère inférieur.

Il est bon de refaire plusieurs expériences et de prendre la moyenne des résultats.

Autant que possible, le diamètre du tube capillaire devrait être de dimensions telles que l'écoulement soit suffisamment lent pour que sa durée puisse être facilement mesurée.

Les instruments ont une constante propre, variable avec le diamètre du tube capillaire. On peut, d'ailleurs, la déterminer facilement en faisant l'expérience avec de l'eau distillée par exemple, dont on connaît le coefficient de viscosité.

K désignant la constante de l'appareil, N le coefficient connu de l'eau distillée, D sa densité, et T le temps d'écoulement, la constante est calculée par la formule suivante :

$$K = \frac{N}{DT}$$

Le coefficient de viscosité du liquide en expé-

rience (K étant connu), sera facilement calculé par
la formule

$$n = \mathrm{K}dt$$

d étant la densité du liquide examiné, t le temps
d'écoulement de ce liquide.

Naturellement, on devra opérer avec des quantités de liquide très exactement les mêmes et à
même température.

Causes d'erreur. — 1° Un mauvais calcul du
temps d'écoulement (on évitera cette erreur en
faisant plusieurs expériences et en prenant la
moyenne de plusieurs calculs après avoir opéré
successivement sur des tubes capillaires de diamètres différents).

2° Modification de la température pendant le
temps d'écoulement : si l'on n'a pas utilisé une
étuve ou un récipient à eau chaude à température
constante, on prendra la moyenne entre la température du début de l'expérience et celle de sa ter-
minaison très exactement vérifiées.

3° Présence de bulles d'air : on devra vider le
liquide aspiré, puis le réaspirer autant de fois qu'il
sera nécessaire pour qu'il n'y ait point de bulles
d'air.

TENSION SUPERFICIELLE

Utilisation clinique de l'examen de la tension superficielle du liquide céphalo-rachidien. — La recherche de la tension superficielle du liquide céphalo-rachidien pathologique peut fournir des renseignements utiles, quoiqu'elle ait été jusqu'à présent trop négligée. On sait, en effet, que les sels et acides biliaires modifient très sensiblement la tension superficielle du sérum sanguin et celle des urines, il en est de même pour le liquide céphalo-rachidien, comme nous l'avons vérifié maintes fois. Il est d'ailleurs facile d'en faire l'expérience : si l'on saupoudre le liquide céphalo-rachidien normal de fleur de soufre, celle-ci reste à la surface, la tension superficielle du liquide étant supérieure au poids de la poudre ; si, au contraire, le liquide contient des quantités minimes de sels biliaires, la tension superficielle du liquide céphalo-rachidien est abaissée et vaincue par le poids de la poudre qui tombe au fond du tube. Des variations appréciables de la tension superficielle du liquide céphalo-rachidien révèlent un état pathologique.

Calcul de la tension superficielle. — La tension superficielle sera calculée à l'aide du stalagmomètre.

On sait que pour un même liquide le poids de la goutte est proportionnel au diamètre de l'orifice, que pour un même diamètre d'orifice, le poids de la goutte de deux liquides différents est proportionnel à leur tension superficielle.

D'où il résulte que pour calculer la tension superficielle d'un liquide de ponction lombaire, comme d'ailleurs de tous autres liquides, on pourra employer deux procédés :

1° Connaissant le diamètre de l'orifice, compter le nombre de gouttes nécessaire pour faire un gramme ; la tension superficielle sera alors calculée par la formule suivante :

$$F = \frac{P}{2\pi r}$$

Ce procédé a des inconvénients sur lesquels nous ne nous étendrons pas, il n'est pas à conseiller.

2° Opérant à la même température, compter le nombre de gouttes correspondant à un volume donné de liquide à examiner, puis comparer avec le même nombre de gouttes nécessaire pour faire le même volume d'eau distillée.

La tension superficielle du liquide étudié étant désignée par F, la tension du liquide connu par γ, si on représente par d la densité de ce liquide, par n le nombre de gouttes de ce même liquide, par D la densité du liquide en expérience, par N le nombre de gouttes de ce dernier liquide, la tension superficielle cherchée sera calculée à l'aide de la formule :

$$F = \gamma \frac{n\mathrm{D}}{d\mathrm{N}}$$

suivant la méthode d'Aman.

Technique. — On introduit plusieurs centimètres cubes de liquide céphalo-rachidien dans la burette, divisée en dixièmes de centimètres cubes, fermée à son extrémité supérieure par un robinet et terminée à son extrémité inférieure par un tube effilé qui laisse écouler des gouttes de grandeur déterminée. Ces gouttes sont reçues dans une éprouvette graduée à 5 ou 10 centimètres cubes. Afin d'avoir une température constante, tout l'appareil est contenu dans un récipient à double paroi ayant un écoulement d'eau et on compte le nombre de gouttes nécessaires pour faire un centimètre cube dans l'éprouvette graduée.

POINT CRYOSCOPIQUE

Point cryoscopique normal. — Le Δ normal se place entre — 0,57 et — 0,58.

Variations pathologiques. — Les Δ sont abaissés sensiblement et de façon constante dans les méningites (tuberculeuse, cérébro-spinale, à méningocoques, ou pneumocoques surtout), irrégulièrement dans les inflammations chroniques des centres nerveux ou les infections générales sans lésions organiques des centres nerveux. Ils sont très augmentés dans le diabète et, d'une façon générale, dans tous les cas d'imperméabilité rénale, ainsi que dans les hémorragies sous-arachnoïdiennes.

Recherche. — Le point cryoscopique pourra être cherché soit avec un appareil à glace, soit avec un cryoscope à évaporation. Quel que soit le réfrigérant utilisé, on choisira un thermomètre d'une exactitude parfaite, gradué au 1/100e et dont les divisions pourront être lues très facilement ; il sera établi pour un écart de température de $+ 3$ à $- 3$. Il sera vérifié fréquemment, au moins tous les mois, pour éviter toute possibilité d'erreur ; pour cela, on fera avec ce thermomètre la recherche du point cryoscopique de l'eau, si le thermomètre, à la congélation de l'eau, qui se produit normalement à 0°, a marqué quelques centièmes au-dessus ou au-dessous, on modifierait en plus ou en moins de ces quelques centièmes le chiffre trouvé pour le liquide céphalo-rachidien en expérience.

**Technique. Recherche dn point cryosco-
pique.** — 1º *Avec un appareil à glace.* — L'appareil
le plus simple se compose : 1º d'un récipient en
verre, muni à sa base d'un robinet permettant
l'écoulement de l'eau de fusion, qui contiendra le
mélange réfrigérant constitué par
parties égales de glace et de sel marin ; 2º fixer au milieu de ce mélange
un tube à essai assez large, destiné
à recevoir le liquide à examiner ;
3º d'un thermomètre maintenu par
une potence dans la partie centrale
du tube à essai et entouré par la
spirale d'un agitateur.

La quantité de liquide à examiner
devrait être suffisante pour recouvrir le réservoir du thermomètre.

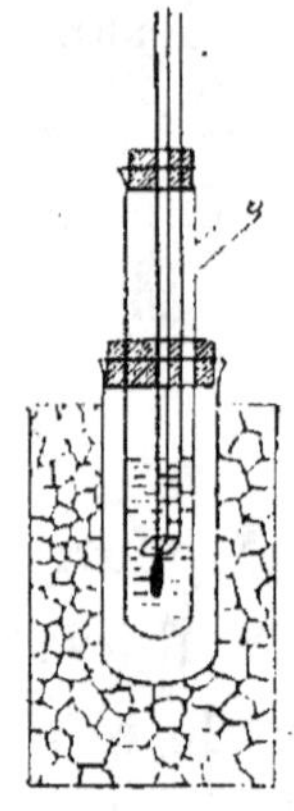

Fig. 6.
Cryoscope de
Beckman

Pendant l'expérience, le mercure descend graduellement sans brusquerie au fur et à mesure que
le liquide soumis à l'examen se refroidit. A partir
du moment où la colonne de mercure arrive à zéro,
on remue constamment l'agitateur. En raison de
la surfusion, la colonne du mercure descendra au-
dessous du point de congélation, il suffira de laisser
tomber une parcelle de glace dans le liquide pour
que la congélation se produise instantanément ;
à ce moment, le mercure remonte brusquement et

atteint une division où il reste fixé quelque temps, puis redescend ensuite ; on note avec soin la division où s'est arrêtée quelques instants la colonne de mercure au moment de la congélation. Elle marque le point cryoscopique.

2° *Cryoscope à évaporation.* — Dans le cryoscope à évaporation, le tube à essai destiné à recevoir le liquide céphalo-rachidien sera maintenu au travers d'un bouchon fermant hermétiquement le récipient où se fera le refroidissement ; ce flacon, qu'on emplit aux trois quarts d'éther au moment de l'expérience, est relié d'une part à une trompe à eau, d'autre part à un autre flacon rempli à moitié d'acide sulfurique ; la disposition du thermomètre et de l'agitateur est la même que dans le cryoscope à glace. Pour rechercher le point cryoscopique du liquide céphalo-rachidien, préalablement versé dans le tube à essai, on ouvre le robinet de la trompe à eau, l'air qui s'est desséché en passant dans le flacon d'acide sulfurique barbote dans l'éther en émettant de grosses bulles. On suit avec attention la descente du mercure dans le thermomètre et, lorsqu'on le juge à propos, on fait cesser la surfusion en faisant tomber dans le liquide en expérience un peu du givre qui s'est formé à la surface de l'appareil. On aura naturellement remué constamment l'agitateur à partir du moment où la colonne de mercure du thermomètre est arrivée au zéro.

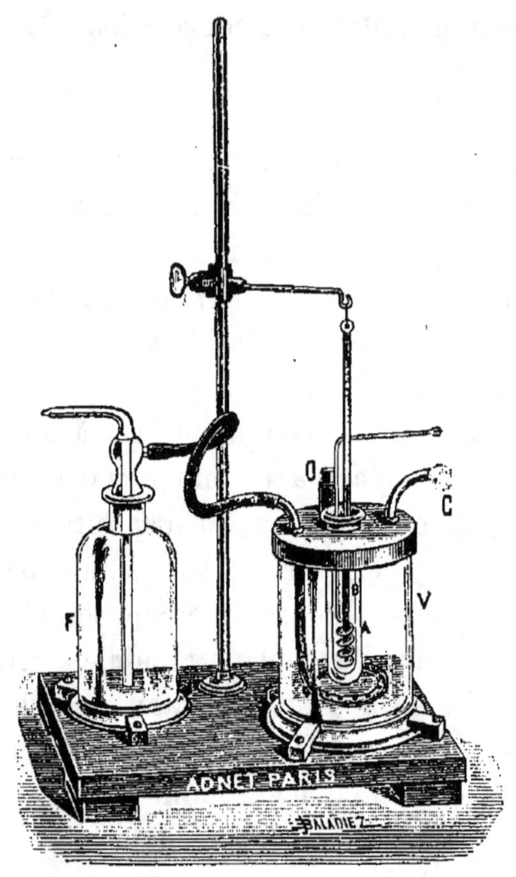

Fig. 7.
Cryoscope de Claude et Balthazar

Généralement les cryoscopes, qu'ils soient à glace ou à évaporation, ne sont pas aussi simples ; la plupart des observateurs ne font pas agir le réfrigérant directement sur le tube contenant le liquide céphalo-rachidien ; ils entourent ce tube d'un autre plus large formant manchon et contenant un liquide de transmission incongelable, tel que l'alcool ou l'eau glycérinée ; ces dispositifs se retrouvent dans l'appareil de Claude et Balthazard, qui est un des cryoscopes les plus pratiques et les plus courants.

INDICE DE RÉFRACTION

A l'état normal. — D'après A. Babès et Aurel Babès, l'indice de réfraction du liquide céphalo-rachidien à l'état normal varie chez les enfants de 1,33478 à 1,33501 et chez les adultes de 1,33482 à 1,33517. Nous avons trouvé sensiblement les mêmes chiffres.

A l'état pathologique. — Les mêmes auteurs considèrent l'élévation de l'indice de réfraction de 1,33528 à 1,33705 chez l'adulte, et de 1,33513 à 1,33555 comme un signe pathognomonique des méningites aiguës, seules affections susceptibles, d'après eux, de modifier l'indice réfractométrique, aucune infection nerveuse chronique, ou affection d'ordre général aiguë ou chronique ne modifient en effet l'indice de réfraction.

Réfractométrie du liquide céphalo-rachidien à l'aide de l'appareil d'Abbe. — Le réfractomètre d'Abbe est constitué par : 1º une lunette inclinée d'environ 45º sur la verticale, possédant intérieurement un prisme compensateur que l'on peut tourner à l'aide d'un bouton extérieur et muni d'un réticule, dont les quatre fils parallèles et perpendiculaires deux à deux forment un petit carré ; 2º à proximité de l'extrémité inférieure de cette lunette, un système de deux prismes rectangulaires de flint à réflexion totale dont l'un est fixe et l'autre mobile et qui se juxtaposent par leur face hypoténuse délimitant entre eux un petit espace ayant partout la même épaisseur ; 3º une alidade mobile qui meut les prismes dans le sens horizontal en se déplaçant devant un arc de cercle gradué en indices ; 4º un miroir concave à l'aide duquel on dirige dans la lunette un faisceau de rayons lumineux qui traversent les prismes.

On dispose le réfractomètre de façon à recevoir la lumière diffuse du jour sur le miroir, on enlève le prisme mobile, on dépose sur la face hypoténuse du prisme fixe une à deux gouttes de liquide céphalo-rachidien, on remet le prisme mobile en place, le liquide s'étale en une mince couche uniforme, les faces des prismes étant rigoureusement parallèles, on regarde à travers la lunette l'image que donne,

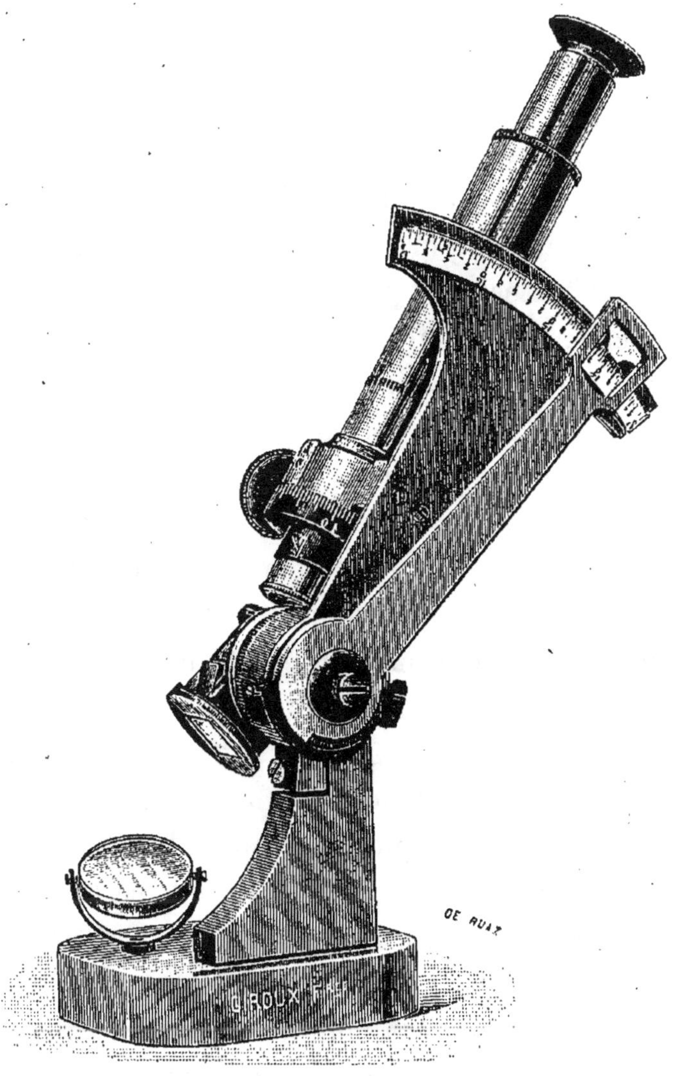

Fig. 8.

Réfractomètre de Abbe

après avoir traversé le prisme, le faisceau lumineux dirigé vers la lunette par le miroir concave, on règle par tâtonnement l'inclinaison du miroir et la position des prismes jusqu'à ce qu'on aperçoive le champ de la lunette divisé en deux parties égales, l'une sombre et l'autre éclairée ; elles sont mal délimitées lorsqu'on opère avec de la lumière blanche ; afin de faire disparaître l'irisation et d'obtenir une ligne de démarcation nette entre la partie sombre et la partie éclairée, on fait mouvoir le prisme compensateur en faisant tourner le bouton extérieur, l'angle dont on a tourné le prisme compensateur se lit sur un cercle gradué et permet de calculer le coefficient de dispersion du liquide examiné. On règle la mise au point en enfonçant plus ou moins l'oculaire de la lunette jusqu'à ce que la démarcation entre les deux zones soit très nette, enfin on lit à ce moment sur la graduation de l'arc de cercle, devant laquelle se meut l'alidade, le chiffre en face duquel est arrêté l'indice de cette alidade. Ce chiffre est le chiffre de l'indice de réfraction.

Il est préférable de n'opérer que sur un liquide centrifugé décanté, quoique Babès, qui a fait de nombreuses recherches des modifications de l'indice de réfraction du liquide céphalo-rachidien, estime qu'il n'est point nécessaire de centrifuger le liquide avant l'expérience. La présence de sang en

quantité notable infuencerait les résultats et elle leur
enlèverait quelque valeur. Le pigment jaune de
liquide des ictériques n'a pas d'influence sur l'indice de réfraction qui reste dans les limites normales.

CONDUCTIBILITÉ ÉLECTRIQUE

La détermination de la conductibilité électrique
nécessitant une installation et des connaissances
très spéciales, nous n'en donnerons pas la recherche technique, nous nous contenterons d'en
donner les résultats.

Conductivité normale :

$$\gamma = 0{,}0159 \text{ (Fuchs et Rozenthal).}$$
$$\gamma = 0{,}0143 \text{ et } \gamma = 0{,}0158 \text{ à } 25^\circ \text{ (Iscovesco).}$$

Variations pathologiques. — La conductivité est
abaissée dans les méningites aiguës, principalement
les méningites tuberculeuses. Dans ces dernières,
Fuchs et Rozenthal ont trouvé comme moyenne :

$$\gamma = 0{,}0127.$$

CONCENTRATION IONIQUE. RÉACTION RÉELLE.

On appelle ions les atomes libres provenant de
la dissociation des molécules ne se révélant pas par
les caractères habituels des corps auxquels ils

appartiennent et possédant une charge électrique. Les uns prendent toujours une charge électrique positive : cathions ; les autres toujours une charge électrique négative : anions. Pendant le passage du courant électrique, les premiers se déplacent dans le sens du courant et se déposent sur l'électrode négative ; les seconds se déplacent en sens inverse et se déposent sur l'électrode positive.

La réaction réelle d'un liquide est déterminée par la nature et la valeur de ses ions dissociés : *acide* si les ions H dominent, alcaline si ce sont les ions OH.

La réaction réelle du liquide céphalo-rachidien normal, établie d'après la nature et la valeur de ses ions dissociés, est sensiblement celle d'une neutralité parfaite ; la différence de valeur des ions H et des ions OH étant infinitésimale. Foin (1905) a estimé l'alcalinité vraie du liquide céphalo-rachidien normal équivalente à celle d'une solution de potasse N/1.000.000 ou N/2.000.000. A l'état pathologique, elle tendrait, d'après Allaria, vers une légère acidité.

ALCALINITÉ POTENTIELLE

Le liquide céphalo-rachidien est légèrement alcalin au tournesol et plus légèrement encore à la phtaléine. La différence d'alcalinité aux deux indicateurs s'explique par le fait que le phosphate disodique est alcalin au tournesol, l'alcalinité à la phtaléine est représentée par l'alcalinité des carbonates, bicarbonates et seulement de la troisième basicité de l'acide phosphorique.

Alcalinité au tournesol. — L'alcalinité potentielle du liquide céphalo-rachidien peut être recherchée avec le tournesol comme indicateur en opérant à froid et avec un acide fort suivant les méthodes habituelles.

Alcalinité à la phtaléine. — **Recherche.** — A un volume déterminé de liquide céphalo-rachidien, ajouter un peu d'eau et un volume d'acide sulfurique décinormal égal à celui du liquide céphalo-rachidien. Faire bouillir quelques instants, puis, en se servant d'une burette de Mohr, titrer en présence de 2 gouttes de phtaléine (en solution à 1 p. 100 dans l'alcool à 50°), l'acide restant par une solution de soude décinormale. Soit N le nombre de centimètres cubes de liquide céphalo-rachidien sur lequel on a opéré, n le chiffre lu sur la burette ; la formule $(N - n) \times 0,80$ donnera, en grammes par litre, l'alcalinité exprimée en $NaOH$.

ALCALINITÉ DES CENDRES

L'alcalinité des cendres représente la totalité des alcalis du liquide céphalo-rachidien.

L'alcalinité normale des cendres est de 1,40 (exprimée en CO_3Na_2) (Mestrezat).

L'alcalinité pathologique est variable, mais ne donne pas d'indication pour le diagnostic.

Recherche. — Diluer les cendres obtenues par calcination de l'extrait sec de 5 centimètres cubes de liquide céphalo-rachidien, dans 10 centimètres cubes d'acide sulfurique $N/10$; faire bouillir quelques instants, ajouter une ou deux gouttes de solution de phtaléine à 1 p. 100 dans l'alcool à 50°, puis, à l'aide d'une burette de Mohr, titrer l'acide restant en versant une solution de soude $N/10$ jusqu'à virage de la phtaléine ; si on désigne par n le chiffre noté à la burette, par A l'alcalinité totale en NaOH, exprimée en grammes par litre, par A' l'alcalinité en CO_3Na_2, on aura

$$A = (10 - n \text{ grammes})$$

et

$$A' = (10 - n \text{ grammes}) \times 1,40$$

CHAPITRE VII

DÉTERMINATIONS CHIMIQUES.
VALEURS
NORMALES ET PATHOLOGIQUES.

Extrait sec

Taux de l'extrait sec normal. — Le taux moyen de l'extrait sec d'un liquide normal est de 11 grammes.

Variation pathologique. — Le taux de l'extrait sec est toujours augmenté et d'autant plus que les symptômes cliniques sont plus accentués dans les méningites aiguës, à l'exception de la méningite tuberculeuse, dans laquelle il se rapproche le plus souvent de la normale. Il est augmenté dans de très fortes proportions dans le syndrome de Froin. Mestrezat donne des chiffres de 20,70 et de 21,62.

Recherche. — Verser dans une capsule de platine à fond rond, d'environ 6 centimètres de diamètre, 5 centimètres cubes de liquide céphalo-rachidien, porter au bain-marie bouillant et maintenir jusqu'à dessiccation ; achever la dessiccation dans une étuve réglée à 100° jusqu'à poids constant; peser la capsule et son contenu très exactement. L'augmentation de poids de la capsule donnera le poids de l'extrait ; il suffira de multiplier par 200 le chiffre trouvé pour avoir en grammes par litre le taux de l'extrait sec.

CENDRES

Valeur des cendres à l'état normal. — Le taux moyen des cendres à l'état normal est d'environ 8 gr. 80.

Variations pathologiques. — Mestrezat a insisté avec juste raison sur l'importance diagnostique de l'abaissement du taux des cendres dans le liquide de ponction des méningites tuberculeuses, les cendres restant à leur taux normal ou à peu près dans les autres méningites. Cet abaissement des cendres dans la méningite tuberculeuse est pathognomonique, il ne se rencontre, en effet, dans aucun autre cas.

Par contre, le taux des cendres s'élève sensiblement dans l'imperméabilité rénale et seulement dans ce cas. Ce sont les seules variations patho-

logiques du taux des cendres ; elles ont, par conséquent, une grande valeur diagnostique.

Dosage des cendres. — On obtient le poids des
cendres en calcinant l'extrait sec auquel on aura
soin, pour éviter les projections et faciliter la calcination, d'ajouter quelques cristaux de nitrate de
soude.

On devra chauffer suffisamment pour détruire
toutes les substances organiques, mais pas assez
pour volatiliser les corps inorganiques. Pour cela,
on promènera doucement, au-dessus de la flamme
d'un bunsen, en la tenant avec des pinces spéciales,
la capsule de platine dans laquelle se trouve le
résidu sec en descendant progressivement de la
partie blanche de la flamme dans la partie bleue.

Causes d'erreurs. — Elles peuvent provenir :

1º Du pesage qui doit être fait avec le plus grand
soin ;

2º De la volatilisation des chlorures. Pour corri-
ger cette erreur, on doit doser les chlorures dans le
liquide puis, après calcination, dans les cendres dissoutes dans 10 centimètres cubes d'eau distillée, et
tenir compte de la différence des résultats des deux
dosages. On peut également, suivant la méthode de
Huguet, ajouter au résidu sec de 5 centimètres
cubes de liquide céphalo-rachidien, 2 centimètres

cubes de la solution normale d'acide sulfurique ;
après dissolution par agitation légère, on évaporera
à siccité, puis on calcine, on imbibe ensuite, par un
demi-centimètre cube d'acide azotique au quart,
le charbon obtenu ; on fait alors une calcination
complète, puis on dessèche dans le dessiccateur à
acide sulfurique, on pèse les cendres ainsi obtenues
on multiplie le poids trouvé par 35 pour avoir le
poids réel.

MATIÈRES ORGANIQUES

Le taux des matières organiques totales est
obtenu par soustraction du poids de l'extrait sec de
celui des cendres.

Indice de réduction du liquide céphalo-rachidien. — Mayenkofer désigne ainsi le nombre
de centimètres cubes de solution de permanganate
de potasse décinormale décolorée par un centimètre
cube de liquide céphalo-rachidien additionné préalablement d'acide sulfurique et chauffé à l'ébullition.

A l'état normal. — Cet indice varie de 0,9 à 0,3.

A l'état pathologique. — Il peut augmenter considérablement jusqu'à atteindre le chiffre de 8 dans
les méningites aiguës.

ALBUMINE

Taux normal. — Le liquide céphalo-rachidien normal contient environ 10 à 15 centigrammes d'albumine pour les uns, de 6 centigrammes à 20 centigrammes pour les autres.

Variations pathologiques. — *Augmentation du taux.* — Le taux de l'albumine est généralement sensiblement augmenté dans les inflammations chroniques (méningites alcooliques, tabétiques, syphilis nerveuse, méningo-encéphalite du tabes) ; il atteint des chiffres très élevés dans les méningites aiguës, surtout dans les méningites à pneumocoques et à méningocoques. Dans la méningite tuberculeuse, il atteint des chiffres très supérieurs à ceux trouvés dans les inflammations chroniques, mais, d'une façon générale, la moyenne des chiffres trouvés dans les cas de méningite tuberculeuse est inférieure à la moyenne de ceux trouvés dans les méningites à pneumocoques ou à méningocoques. Il en est de même pour les inflammations méningées, streptococciques, pyocyaniques et coli-bacillaires. On peut dire que, d'une façon générale, le taux de l'albumine dans les inflammations chroniques varie de 30 centigrammes à 1 gramme, que

7

dans les méningites tuberculeuses, il est de 1 gr. 50 à 3 grammes, dans les méningites à pneumocoques ou à méningocoques, il dépasse 3 grammes et peut atteindre 5 grammes, 6 grammes ou plus.

Diminution du taux. — Le taux est diminué dans les cas d'hypersécrétion du liquide céphalo-rachidien.

Recherche. — Si l'on veut se contenter de rechercher si un liquide céphalo-rachidien est hyperalbumineux, il suffit de chauffer 2 centimètres cubes de ce liquide au voisinage de l'ébullition dans un tube à essai, puis on l'additionne de 4 gouttes d'acide trichloracétique au tiers ; ainsi traité, un liquide normal ne doit donner qu'un flou très léger. Un flou plus accentué indique une hyperalbuminose, l'acide trichloracétique doit être employé de préférence à l'acide acétique, parce qu'il n'a pas les inconvénients de ce dernier qui, d'une part, en excès, dissout l'albumine et, d'autre part, ne précipite pas seulement l'albumine, mais encore la mucine, les peptones, etc., ce que ne fait pas l'acide trichloracétique.

Dosage. — 1° *Par le rachialbuminimètre de Sicard et Canteloube.* — Procédé simple à la portée de tous les médecins et donnant des renseignements suffisamment exacts pour les cliniciens. Le rachialbuminimètre de Sicard et Canteloube est un tube allongé de 19 centimètres de hauteur et de 7 millimètres de diamètre intérieur, gradué en 4 centimètres cubes, et dont les deux derniers centimètres présentent des subdivisions en cinquièmes.

Pour déterminer l'albumine dans un liquide céphalo-rachidien avec cet albuminimètre, on procédera ainsi : 1º on verse dans le tube gradué 4 centimètres cubes de liquide à analyser, le liquide doit affleurer exactement au trait supérieur ;

2º On chauffe le tube au-dessus de la flamme d'une lampe à alcool jusqu'à 60 ou 80º.

3º On ajoute immédiatement après XII gouttes d'acide trichloracétique au tiers ;

4º On place le tube au repos pendant cinq minutes ;

5º Obturer le tube de son bouchon en caoutchouc et le retourner deux ou trois fois ;

6º On laisse reposer dans une posi-

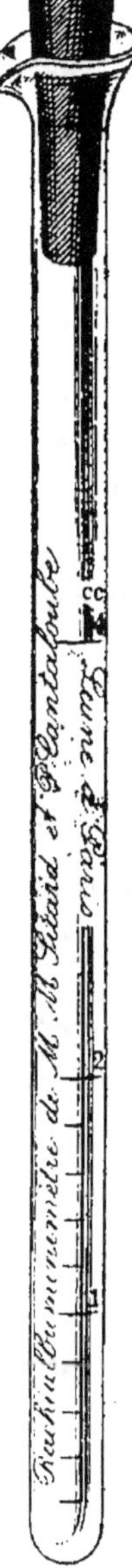

Fig. 9.

tion strictement verticale pendant cinq heures.
On lit, après ce temps, la limite de la graduation.

Un précipité affleurant à la
  1re subdivision inf. = 22 cgr. d'albumine par litre.
    2e   —   — = 40 cgr.   —   —
    3e   —   — = 56 cgr.   —   —
    4e   —   — = 70 cgr.   —   —
    5e   —   — = 85 cgr.   —   —

Le liquide céphalo-rachidien normal ne devant
pas contenir au maximum plus de 25 centigrammes
d'albumine, si le précipité dépasse la première division sensiblement, le liquide est nettement pathologique.

2° *Méthode diaphanométrique.* — Elle consiste à
comparer le flou obtenu par l'action de l'acide
trichloracétique à chaud sur 2 centimètres cubes
de liquide céphalo-rachidien, contenu dans un tube
à essai, au flou obtenu par l'action de l'acide trichloracétique sur des solutions titrées d'albumine,
dont le taux est connu. Pour cela, on forme une
gamme étalon constituée par des solutions à doses
croissantes d'albumine contenues dans des tubes à
essai fermés à la lampe. Ce procédé, très simple en
apparence, a cependant des inconvénients en pratique ; d'abord, tout naturellement il exige une
collection de tubes d'examen de même diamètre,

de même épaisseur et de même transparence de verre ; d'autre part, la comparaison de teintes des tubes à la lumière artificielle n'est pas toujours facile.

3° *Dosage par pesée.* — Le dosage par pesée doit être le dosage de choix dans les laboratoires ; il nécessite des balances d'une grande précision, des conditions particulières de température et d'hygrométrie, mais il a l'avantage d'une rigueur absolue. On opère de la façon suivante : on précipite, par l'acide trichloracétique à chaud, un volume connu de liquide céphalo-rachidien, on transvase dans un tube à centrifuger, on centrifuge avec le maximum de vitesse, on décante ensuite le liquide, puis on lave le culot avec 8 à 10 centimètres cubes d'eau distillée ou d'alcool à 80° ; on remet en suspension et on centrifuge à nouveau ; enfin, on sèche le tube avec le culot à l'étuve, on fait ensuite la pesée au dixième de milligramme, le poids trouvé représente très rigoureusement l'albumine renfermée dans la prise d'essai.

GLOBULINES

Réaction de Noguchi. Diagnostic de la syphilis des centres.

Valeur clinique de la réaction de Noguchi. — La valeur diagnostique de la réaction à laquelle

Noguchi a donné son nom, et qui a été étudiée successivement par Noguchi et Moore, Baudoin et Français (1), Euzière, Mestrezat, Roger et Demole (2), n'est point contestable, mais il faut savoir l'interpréter. Un Noguchi négatif (avec liquide hyperalbumineux naturellement) infirme le diagnostic de syphilis nerveuse ; un Noguchi positif ne l'affirme pas. En effet, le Noguchi, en somme, ne fait que révéler un excès de globuline dans le liquide céphalo-rachidien ; or, s'il semble démontré qu'il n'existe pas d'affections nerveuses syphilitiques ou parasyphilitiques sans hyperglobulinorachie, il a été également constaté, quoique à un moindre degré peut-être, de l'hyperglobulinorachie dans les affections nerveuses non syphilitiques ; d'autre part, on n'a pas constaté de Noguchi dans la syphilis sans retentissement nerveux.

Réaction de Noguchi. — 1° Mélanger 2 centimètres cubes de liquide céphalo-rachidien avec 1 centimètre cube d'acide butyrique à 10 p. 100 en volume.

---

(1) BAUDOIN et FRANÇAIS. — La réaction butyrique de Noguchi et Moore dans le diagnostic des affections syphilitiques du névraxe. *Revue neurologique*, mai 1910.

(2) EUZIÈRE, MESTREZAT et ROGER. — La réaction du liquide céphalo-rachidien à l'acide butyrique (réaction de Noguchi). Sa valeur dans le diagnostic des syphilis du névraxe. *L'Encéphale*, septembre 1911

2º Chauffer à l'ébullition quelques instants.

3º Retirer du feu.

4º Ajouter rapidement 0 cmc. 2 de soude normale.

5º Faire bouillir quelques instants.

La réaction est dite positive lorsque, en moins de trois heures, il s'est formé un précipité d'aspect granuleux avec tendance à se rassembler en culot.

Procédé de Noguchi-Moore. — Additionner 2 centimètres cubes de liquide céphalo-rachidien de 5 parties d'acide butyrique à 10 p. 100 ; chauffer jusqu'à ébullition, ajouter une partie de solution normale de sulfate d'ammoniaque. Porter une seconde fois à l'ébullition.

La réaction est positive s'il se produit un précipité granuleux qui se dépose graduellement.

Evaluation quantitative. — Demole (1) utilisant la méthode de Nonne-Apelt (mélanger à parties égales liquide céphalo-rachidien et solution de sulfate d'ammoniaque fraîchement préparée et saturée à chaud), si un flou se produit, centrifuge le mélange dans un tube gradué spécialement et

____

(1) V. DEMOLE. — De la recherche des globulines dans le liquide céphalo-rachidien par les procédés de Nonne-Apelt et de Noguchi-Moore. Evaluation quantitative. *Presse Médicale*, 22 juin 1916.

évalue par pesées comparatives le poids du culot
du précipité correspondant à chaque graduation.

ALBUMOSES ET PEPTONES

A l'état normal. — Il n'y a ni albumoses, ni
peptones dans le liquide céphalo-rachidien normal.

A l'état pathologique. — La présence d'albumoses et de peptones indique aux cliniciens qu'il y
a une stase ou tout au moins une rétention tempo-
raire du liquide céphalo-rachidien, cette stase a
généralement pour cause un isolement du liquide
dans le cul-de-sac lombaire par compression ou
cloisonnement du canal rachidien (tumeur, mal de
Pott, symphyse méningo-médullaire). Exceptionnellement il a été constaté, à petite dose d'ailleurs
(0,05 à 0,15), des albumoses et des peptones dans
les méningites aiguës.

Recherche. — Pour rechercher les albumoses
dans le liquide céphalo-rachidien, on commence
par précipiter l'albumine par l'acide trichloracétique à chaud, on centrifuge, puis on filtre, on
recherche le biuret sur le liquide filtré ; si la réaction ne se produit pas, il n'y a ni albumoses ni
peptones, si elle se produit, il peut y avoir soit
albumoses et peptones, soit simplement albumoses

ou peptones. On utilise la propriété qu'ont les albumoses de précipiter par le sulfate d'ammoniaque pour les séparer des peptones ; pour cela, on sature de sulfate d'ammoniaque quelques centimètres cubes de liquide céphalo-rachidien débarrassé de son albumine ; s'il y a des albumoses, il se forme un précipité ; on centrifuge, on filtre, et, sur le liquide filtré, on recherche les peptones par la réaction du biuret, directement si le liquide filtré est clair ; dans le cas contraire, on essaiera la réaction du biuret sur le précipité s'il s'en est produit un.

FIBRINE ET FIBRINOGÈNE

Normalement il n'y a pas de fibrine dans le liquide céphalo-rachidien, elle peut cependant être constatée dans un liquide de ponction normal ; elle a alors une origine accidentelle, la piqûre d'une veine au cours de la ponction ; dans ce cas, elle donne naissance, suivant la quantité de sang épanché, soit à des filaments roses, soit à un petit caillot cruorique. Dans les hémorragies méningées, le liquide de ponction peut être plus ou moins teinté par l'hémoglobine ou ses pigments dérivés, mais il ne coagule jamais à moins de méningite concomitante, le caillot s'étant fait à l'intérieur du canal céphalo-rachidien.

Coagulation pathologique. — On peut trouver du fibrinogène dans certains liquides pathologiques ; dans la plupart des cas, la fibrine se révèle par la présence de filaments dans le liquide de ponction, parfois cependant, pour la déceler, il faudra additionner le liquide de ponction de quelques gouttes de sérum frais qui apportera une dose de fibrine-ferment suffisante pour déterminer la coagulation.

La présence de fibrine dans le liquide céphalo-rachidien coïncide généralement avec une teinte jaune du liquide plus ou moins accentuée.

Syndrome de xanthochromie et coagulation massive. — Il a été signalé des cas de coagulation massive de liquides céphalo-rachidiens xanthochromiques à la sortie du canal rachidien. Le liquide se prend en gelée et la coagulation peut être telle qu'on puisse retourner le récipient sans qu'il tombe une goutte du liquide coagulé. Ces cas très rares (une vingtaine dans la littérature médicale) reconnaissent généralement pour cause une stase du liquide céphalo-rachidien dans le cul-de-sac lombaire, isolé et transformé pathologiquement en cavité close. Le syndrome n'est pas toujours complet, il y a des cas de coagulation massive sans xanthochromie et des cas de xanthochromie sans co agulation massive spontanée. Il faudra, dans ces derniers, additionner le liquide céphalo-rachidien de fibrine-ferment sérique pour provoquer la coagulation.

En dehors de ces cas, où la fibrine a été trouvée en grande quantité, on peut encore trouver de la fibrine dans certains liquides de méningite, mais elle n'y est jamais très abondante, elle forme de minces filaments dans le liquide de ponction.

SUCRES

La présence de matières réductrices dans le liquide céphalo-rachidien a été signalée dès le milieu du siècle dernier (Deschamps et Bussy, Claude Bernard, 1855). La réduction du Fehling a été attribuée par Claude Bernard au glucose, à l'alcaptone par Gorup et Bézanez (1862), à la pyrocatéchine par Halliburton (1889) ; il sort du cadre de cet ouvrage de discuter les nombreuses hypothèses émises sur la nature des matières réductrices du liquide céphalo-rachidien et les travaux qu'elles ont suggérés pendant près de cinquante ans. L'existence du glucose dans le liquide céphalo-rachidien a été établie par Navratski (1897) ; de façon indiscutable par Denigès (1898) ; le glucose à l'état normal constitue sinon la totalité des matières réductrices contenues dans le céphalo-rachidien, tout au moins la majeure partie.

Taux normal du glucose. — Le taux du glucose à l'état normal est d'environ 0 gr. 55 par litre.

Variations pathologiques. — *Augmentation du taux du sucre.* — Dans le diabète, le taux du sucre, toujours supérieur à 0 gr. 80, peut atteindre 5, 6 grammes ou plus ; le taux du sucre est en rapport avec la gravité de l'affection, mais il n'y a pas forcément parallélisme entre la glycosurie et la glycorachie. Le taux du sucre est également augmenté, mais dans des proportions moindres, dans les affections générales avec ou sans phénomènes méningés, à l'exception des affections leucopéniques (typhoïde, rougeole). Cette hyperglycorachie peut faire place à l'hypoglycorachie, s'il y a infection locale concomitante des méninges par l'agent pathogène (méningite aiguë) ; le taux du sucre s'élève généralement dans la rétention azotée, dans les cas de tumeurs cérébrales et d'hémorragies cérébrales après la période de début et dans les névrites.

Diminution du sucre. — Le taux du sucre est très sensiblement diminué dans les infections méningées et d'autant plus que l'infection est plus grave ;

dans ces cas, il peut y avoir aglycorachie totale. Il
est également diminué, mais de façon peu importante, dans les hémorragies sous-arachnoïdiennes
dans les premiers jours.

Recherche du taux du sucre. — La recherche
du taux du sucre comporte deux opérations : la
défécation du liquide et le dosage du sucre dans le
liquide déféqué.

*Défécation du liquide céphalo-rachidien par le
réactif de Patein.* — Dans un volume connu (généralement 10 centimètres cubes) de liquide céphalo-
rachidien, on fait tomber goutte à goutte, jusqu'à
ce qu'il ne se produise plus de précipitation, le
réactif de Patein.

RÉACTIF DE PATEIN

Dans une capsule de porcelaine, verser :
    Acide azotique de D = 1,39 (40° B.)...   160 cmc.
Ajouter, en remuant vivement :
    Oxyde rouge de cuivre..............   220 gr.
Agiter cinq minutes et ajouter :
    Eau distillée ....   160 cmc.
Faire bouillir, après dissolution totale de l'oxydule, lais-
ser refroidir et verser doucement :
    Lessive de soude (36° B.) au 1/4 .....   40 cmc.
    Agiter et compléter avec eau distil-
        lée et filtrée .... Q. S. pour   1 lit.

Après avoir fait intervenir la dose voulue du réactif de Patein, filtrer puis neutraliser avec de la soude étendue ; centrifuger, décanter le liquide clair, noter le volume de filtrat, y ajouter un gramme de poudre de zinc pour éliminer le mercure, filtrer à nouveau après deux ou trois heures de contact ou centrifuger et décanter.

Défécation par le sous-acétate de plomb. — A la défécation par le réactif mercuriel de Patein, Mestrezat préfère la défécation par l'acétate neutre de plomb, selon la méthode suivante :

Dans un tube à centrifuger, verser :

Liquide céphalo-rachidien . . . .   8 cmc.
Solution d'acétate neutre de plomb à
    30 p. 100. . . . .   1 cmc. 5

Agiter, laisser reposer jusqu'à clarification du liquide, puis ajouter :

Sulfate de soude en solution saturée. . . .   3 cmc. 5

Mélanger rigoureusement, centrifuger, puis décanter le liquide clair qui surnage.

Si le liquide à examiner est très albumineux, au lieu d'ajouter 1 cmc. 5 de solution d'acétate neutre de plomb à 30 p. 100, on l'additionnera de 2 centimètres cubes d'acétate de plomb et de 4 centimètres cubes de solution de sulfate de soude saturée.

Dosage du glucose. — La faible quantité de glucose contenue dans le liquide céphalo-rachidien rend son dosage délicat surtout dans les cas d'hypoglycorachie. On est obligé d'utiliser une méthode un peu spéciale. Le principe de cette méthode est le suivant : on prépare une liqueur glucosée exactement titrée à 2 gr. 5 ou à 5 grammes p. 1000, on note le nombre de centimètres cubes de cette liqueur nécessaire pour décolorer 10 centimètres cubes de Fehling, puis, dans une seconde opération, on note le nombre de centimètres cubes de cette liqueur nécessaire pour décolorer 10 centimètres cubes de Fehling sur lesquels on aura auparavant fait agir une quantité connue du liquide céphalo-rachidien à expertiser, préalablement déféqué. La quantité de liqueur employée dans le second cas aura été moindre que celle employée dans le premier essai d'une quantité égale à l'appoint apporté à la réaction par le sucre contenu dans le liquide céphalo-rachidien employé. La différence entre la quantité de liqueur adjuvante, employée seule, et celle de cette liqueur, employée après appoint de la quantité connue de liquide céphalo-rachidien pour la décoloration d'une même quantité de Fehling, indiquera la valeur de cet appoint et, par suite, permettra de calculer la quantité de glucose contenue dans le liquide céphalo-rachidien.

Exemple : Supposons qu'il ait fallu 10 centimètres cubes de liqueur adjuvante pour décolorer 10 centimètres cubes de Fehling et qu'on veuille doser le sucre sur 12 centimètres cubes de liquide céphalo-rachidien déféqué.

On verse dans un petit ballon 10 centimètres cubes de Fehling chauffé au voisinage de l'ébullition, on retire le ballon de la flamme et on y introduit les 10 centimètres cubes de liquide céphalo-rachidien décanté après défécation préalable, plus 2 centimètres cubes de liqueur glucosée, on chauffe à nouveau, on retire de la flamme, on examine. Le Fehling n'ayant pas été réduit en totalité, on ajoute à nouveau une petite quantité de liqueur adjuvante, on chauffe, on examine et ainsi de suite jusqu'à décoloration complète, en ayant soin de faire des additions de liqueur glucosée par fractions de plus en plus faibles (centimètres cubes, demi-centimètres cubes, dixièmes de centimètre cube). Supposons que la réduction ait été totale avec l'addition de 8 centimètres cubes de liqueur, comme primitivement 10 centimètres cubes de ce liquide avaient été nécessaires pour décolorer 10 centimètres cubes de Fehling, et qu'après addition au Fehling du liquide déféqué, il n'a plus fallu que 8 centimètres cubes pour obtenir le même résultat, le sucre contenu dans les 12 centimètres cubes de liquide déféqué équivalait donc au sucre contenu dans 2 centimètres cubes de liqueur adjuvante. Or, 1 centimètre cube de cette solution contient 0 gr. 0025 de sucre si la liqueur a été titrée à 2,5 pour 1000 ou 0 gr. 0050 si elle a été titrée à 5 p. 1000 ; en conséquence, les 12 centimètres cubes de liquide céphalo-rachidien déféqué étant équivalents à 2 centimètres cubes de liqueur glucosée, contiendront $0,0025 \times 2$ de sucre dans le premier cas et $0,005 \times 2$ de sucre dans le second cas. On en déduira facilement le taux du sucre contenu dans le liquide de ponction, il suffira de tenir compte de l'appoint revenant dans le volume du liquide déféqué au réactif de la défécation.

De façon générale, si on désigne par q la quantité de sucre contenue dans un centimètre cube de liqueur adjuvante, par v le volume en centimètres cubes de liquide céphalo-rachidien sur lequel on a opéré la défécation, par V le volume en centimètres cubes du liquide déféqué, par n la différence en centimètres cubes entre la quantité de liquide glucosé qui aura été nécessaire, employée seule, pour décolorer le Fehling et celle nécessaire pour obtenir la même réduction après addition au Fehling du liquide déféqué, par N le volume en centimètres cubes du liquide déféqué utilisé pour le dosage, la formule suivante donnera, en grammes

par litre, le taux du glucose dans le liquide de ponction lombaire :

$$\frac{nq\mathrm{V} \times 1000}{\mathrm{N}\varrho}$$

**Evaluation rapide du taux pathologique du
sucre dans le liquide céphalo-rachidien.** —
Si un dosage précis du taux du sucre dans le liquide
céphalo-rachidien a un grand intérêt pour les
médecins, il est, dans certaines circonstances, urgent
de connaître le plus tôt possible s'il y a hyperglycorachie ou hypoglycorachie. Comme l'ont déjà
remarqué Sicard et Rousseau Languewelt, on peut,
par simple examen de la réduction obtenue en
chauffant un volume connu de liquide céphalo-
rachidien non déféqué, avec une quantité également connue de Fehling, obtenir des renseignements qui, tout en n'étant pas absolument précis,
sont cependant suffisants en clinique. Le taux du
sucre dans le liquide céphalo-rachidien normal
étant d'environ 0 gr. 55, si 2 centimètres cubes de
liquide céphalo-rachidien ne réduisent pas nettement trois dixièmes de centimètre cube de liqueur
de Fehling dédoublée, c'est-à-dire de liqueur de
Fehling dont 10 centimètres cubes seraient réduits
par 0 gr. 025 de sucre, il y aura hypoglycorachie.

Il y aura, au contraire, hyperglycorachie si on

obtient une réduction nette en chauffant à l'ébullition au bunsen, suivant les indications de Mestrezat, 0 cmc. 6 de liquide céphalo-rachidien additionné de 2 centimètres cubes d'eau et de 1 centimètre cube de liqueur de Fehling dédoublée. Un liquide contenant 0 gr. 70 ou 0 gr. 80 de sucre donnera, dans ces conditions, une réduction très nette, tandis qu'un liquide normal ne donnerait qu'une réduction à peine perceptible.

On peut plus simplement faire un essai par le procédé habituel sur 0 cmc., 2 de Fehling dédoublé, se rappelant qu'il faut 1 centimètre cube de liquide céphalo-rachidien normal pour réduire cette quantité de réactif.

ACÉTONE

Valeur clinique de la constatation de l'acétone dans le liquide céphalo-rachidien. — La recherche de l'acétone dans le liquide céphalo-rachidien permettra de diagnostiquer la cause originelle des différents comas (diabétique, alcoolique, apoplectique). L'acétone, particulièrement abondante dans le coma diabétique, se retrouve à dose plus faible dans le diabète acétonurique ; il faut se rappeler qu'elle peut être constatée, à dose légère d'ailleurs, dans d'autres cas d'acétonémie. Derrien (1) et Bousquet l'ont constatée dans un cas de maladie d'Addison acétonique, Mestrezat chez une brûlée.

Technique de la recherche de l'acétone (d'après Derrien). — Verser dans un petit tube à essai :

    Liquide céphalo-rachidien .... 2 cmc.
    Solution d'aldéhyde salicylique à 10 %. III gttes.
Agiter.
Laisser tomber au fond du tube :
    Pastille de potasse.................... No 1.
Chauffer sans agiter à feu doux, ne pas dépasser 70°.

Si le liquide contient de l'acétone, il apparaît au-dessus de la potasse un anneau rouge cramoisi dû à la formation d'iodoxybenzolacétone dont les sels alcalins ont cette couleur.

ACIDE LACTIQUE

Le liquide céphalo-rachidien normal ne contient pas d'acide lactique en quantité appréciable ; on a signalé l'acide lactique en quantité notable dans certains liquides pathologiques. Toutefois, on ne saurait attribuer à sa présence une valeur diagnostique. Elle a été, en effet, constatée dans des affec-

---

(1) DERRIEN. — Acétonémie et acétone dans le liquide céphalo-rachidien. *Comptes rendus de la Société de Biologie*, t. 68, p. 1002, 11 juin 1910.

tions très différentes (éclampsie, épilepsie, néphrite, hydrocéphalie, scarlatine, méningites, etc.); d'autre part, très inconstamment dans chacun des groupes d'affections précitées. On doit cependant faire une exception pour l'éclampsie où Futh et Lockeman l'ont constatée six fois sur six (1907).

Recherche. — On utilisera, pour rechercher l'acide lactique, le réactif d'Uffelman :

> Perchlorure de fer officinal .... II gttes.
> Eau distillée .... 100 cmc.

Dans 10 centimètres cubes de ce réactif, on ajoute quelques gouttes du liquide à examiner, préalablement centrifugé et décanté ; le réactif perd sa teinte violet améthyste pour prendre une teinte jaune en présence de traces d'acide lactique.

URÉE

Liquide céphalo-rachidien normal. — Le liquide céphalo-rachidien normal peut contenir des traces d'urée (5 à 10 centigrammes).

Liquide céphalo-rachidien pathologique. — Le taux de l'urée est augmenté dans les cas d'imperméabilité rénale, il atteint des taux élevés dans l'urémie et peut dépasser 3 grammes dans l'urémie mortelle.

En dehors des cas d'urémie, il a été trouvé élevé

dans nombre d'affections (tabes, syphilis, hémorragies méningées, méningites tuberculeuses, P. G. P., hydrocéphalie, broncho-pneumonie, cirrhose atrophique), généralement moins de un gramme, exceptionnellement, il a été trouvé des taux plus élevés. Il a été également trouvé très élevé dans la spirochétose hémorragique.

Dosage par l'hypobromite de soude. — Le dosage par l'hypobromite de soude, dans le liquide céphalo-rachidien, a été jusqu'à maintenant généralement employé ; lorsque ce liquide contient peu d'urée, ce qui est le cas le plus fréquent, cette méthode nécessite l'utilisation de quantités importantes de liquide. Les tubes des uréomètres, d'un autre côté, ont généralement des divisions trop rapprochées pour permettre une appréciation très précise du volume de l'azote lorsqu'il est peu considérable. Nous ne décrirons pas ce mode de recherche, le dosage de l'urée à l'aide des uréomètres étant classique, et d'autre part appelé à être utilisé de moins en moins pour la recherche de l'urée dans le liquide céphalo rachidien.

Dosage par la méthode de Fosse (1). — Dans un remarquable travail publié dans les *Annales*

(1) R. FOSSE. — Origine et distribution de l'urée dans la nature. Application de nouvelles méthodes d'analyse de

de l'Institut Pasteur, en octobre 1916, Fosse a préconisé une nouvelle méthode de dosage de l'urée à laquelle on devra donner la préférence à peu près dans tous les cas.

Principe de la méthode. — Le principe de la méthode consiste à transformer la carbamide en son dérivé dixanthylé caractéristique que l'on pèse.

Nous n'entrerons pas dans tous les détails de cette méthode, qu'on lira avec fruit dans le travail original, nous nous contenterons d'indiquer la technique telle qu'elle est décrite dans le travail de Fosse.

Introduire à l'aide d'une pipette, dans un tube à centrifuger, 10 centimètres cubes de liquide, et le même volume d'iodo-mercurate acétique.

RÉACTIF DE TANRET CONCENTRÉ

Chlorure mercurique .... 2 gr. 71
Iodure de potassium. .... 7 gr. 2
Acide acétique. .... 66 cmc. 6
Eau distillée........... Q. S. pour 100 cmc.

Mélanger intimement avec une baguette de verre. Centrifuger. On obtient environ 15 centimètres cubes de liquide limpide. Dans une fiole conique

---

l'urée basées sur l'emploi du xanthydrol. *Annales de l'Institut Pasteur*, octobre 1916, t. XXX, p. 525 et novembre 1916, p. 642.

à bec, on verse successivement 15 centimètres cubes de mélange, on y ajoute le même volume d'acide acétique et une quantité du milieu :

Eau	1 cmc.
Acide acétique cristallisable	2 cmc.
Solution méthylique de xanthydrol à 1/10	$3 \times \dfrac{1}{20}$

égale au 1/20 du volume total, c'est-à-dire 1 cmc. 5.

Laisser condenser pendant une heure, essorer à la trompe sur filtre concave ; cette méthode, imaginée par Fosse, met à profit « la propriété que possèdent les cristaux de l'uréine de former par feutrage un tissu blanc, brillant, rigide, transportable à l'aide de la pince ». L'uréine est ainsi recueillie aisément et sans perte, la bouillie est versée de façon à recouvrir toujours une même petite surface du filtre. On lave à l'alcool, on porte quelques instants à l'étuve le filtre et son précipité qui se détache spontanément par dessiccation ; on le pèse directement sur le plateau de la balance de précision.

Calcul des résultats. — L'urée correspondante à la partie du liquide examiné est égale au poids de l'uréine divisé par 7.

L'erreur qui proviendrait de ce que le volume de liquide déféqué, sur lequel le dosage a été opéré, correspondrait au demi-volume de liquide à expertiser, serait une erreur par excès, qui n'affecterait que la deuxième ou troisième décimale.

Si on opère avec 10 centimètres cubes de liquide à expertiser et si on désigne par n le nombre de centimètres cubes du mélange déféqué, par p le poids d'uréine obtenu, la formule suivante donne le taux en grammes par litre de l'urée dans le liquide soumis à l'examen :

$$\frac{p}{7} \times \frac{10 \times 2}{n} \times 100 \text{ grammes}$$

Evaluation approximative de l'urée par l'examen microscopique des cristaux. — Les aspects variables des cristaux de précipitation dans les différentes concentrations ont été décrits et figurés par Fosse. Leur examen microscopique permet d'avoir très rapidement des renseignements très suffisants la plupart du temps en clinique, sur le taux de l'urée dans le liquide examiné.

La méthode de Fosse est appelée à se généraliser de plus en plus.

CHLORURES

Taux normal. — Le taux moyen des chlorures du liquide céphalo-rachidien normal est de 57,3.

Variations pathologiques. — Augmentation du taux. — Le taux des chlorures s'élève dans les cas d'imperméabilité rénale pure (néphrite) ou associée. On peut également le trouver augmenté dans les cas de névrite.

Abaissement des chlorures. — Le taux des chlorures est abaissé dans les cas d'inflammation méningée ; cet abaissement, très important dans les méningites aiguës et surtout dans la méningite tuberculeuse (il peut tomber dans la méningite tuberculeuse à 5 grammes), est moins accentué dans les méningites subaiguës.

Dosage. — Dans un ballon jaugé de 100 centimètres cubes, verser :

Liquide céphalo-rachidien à expertiser	2 cmc.
Acide azotique....................	2 cmc.
Solution décinormale d'argent.......	10 cmc.
Alun de fer (solution saturée à froid) .	2 cmc.
Eau . ... Q. S. pour	100 cmc.

Mélanger, filtrer.

Dans 25 centimètres cubes du filtrat, on fait tomber, à l'aide d'une burette de Mohr, par IV ou V gouttes à la fois, la solution de sulfocyanate d'ammonium au dixième de molécule par litre jusqu'à virage net.

Cette première opération permet de se rendre compte approximativement du taux des chlorures et de la quantité approximative de solution de sulfocyanate qui sera nécessaire dans la seconde opération.

On ajoute alors aux 25 centimètres cubes du filtrat, sur lesquels on a fait le premier essai, 25 autres centimètres cubes de filtrat. L'ensemble reprend la teinte primitive ; on laisse alors tomber d'un seul coup une quantité de sulfocyanate inférieure du quart ou du cinquième à celle employée dans le premier essai ; puis, ensuite, on ne fait plus tomber que goutte à goutte la solution de sulfocyanate jusqu'à virage caractéristique.

Supposons, pour fixer les idées, que dans le premier essai on ait employé 2 cmc. 5 de solution de sulfocyanate ; dans le second, on fait tomber d'un seul coup 2 centimètres cubes, puis goutte à goutte jusqu'à virage.

On a opéré en réalité sur 50 centimètres cubes du mélange.

On a fait tomber de la burette de Mohr, pour arriver au résultat final, un nombre N de centimètres cubes de sulfocyanate obtenu en additionnant le nombre n de centimètres cubes versés dans le premier essai, et le nombre n' versé dans le second essai.

La formule suivante donnera, en grammes par litre, la quantité de chlorure contenue dans le liquide céphalo-rachidien :

$$(5 - N) \times 5{,}85 = \quad \text{grammes de NaCl par litre.}$$

PIGMENTS BILIAIRES

Recherche par la réaction de Gmelin. — Ce procédé ne peut, dans certains cas, qu'induire en erreur, car la présence d'albumine dans le liquide de ponction suffit pour empêcher la réaction de se produire. L'urobiline et d'autres pigments entravent également la réaction.

Recherche par le procédé de Grimbert. — A un volume déterminé de liquide céphalo-rachidien, ajouter un volume moitié moindre d'une solution de baryum à 10 p. 100. Agiter, filtrer le précipité barytique, laver avec un peu .d'eau distillée, entraîner dans un petit tube à essai par 5 centimètres cubes d'acool à 90° acidulé par 5 p. 100 de son volume d'acide chlorhydrique, porter le filtrat au bain-marie bouillant pendant une minute au maximum ; la présence des pigments biliaires se révèle par une belle coloration verte de l'alcool qui surnage le précipité barytique. Si, au lieu de la coloration verte, il se produisait une coloration brune, cette dernière serait due à une oxydation incomplète du bilirubinate de baryte. Il suffirait d'ajouter dans le tube II gouttes d'eau oxygénée à 10 volumes, puis de porter de nouveau au bain-marie, pour voir réapparaître la teinte verte caractéristique.

UROBILINE

Recherche. — Saturer un volume de liquide céphalo-rachidien de poudre fine d'acétate de zinc, ajouter un volume égal à celui du liquide céphalo-rachidien examiné d'alcool à 95°, agiter vivement, laisser reposer, filtrer. Une fluorescence verte du filtrat révélera la présence de l'urobiline ou de son chromogène.

SELS BILIAIRES

Recherche par la constatation de la modification de la tension superficielle normale. — Les sels biliaires abaissent notablement la tension superficielle du liquide ; la réaction de Hay (chute du soufre en fleur) ou la recherche de la tension par les procédés décrits plus haut, donneront des indications intéressantes.

Recherche par la réaction de Pettenkofer modifiée par Mestrezat. — Evaporer au bain-marie quelques centimètres cubes de liquide céphalo-rachidien, broyer le résidu avec 2 centimètres cubes d'alcool chaud acidifié par un peu d'acide acétique, filtrer ou centrifuger.

A un centimètre cube du filtrat, ajouter une goutte de solution de saccharose à 1 p. 100 et laisser tomber doucement le long d'une baguette de verre un centimètre cube d'acide sulfurique ; la présence d'un anneau violet au point de séparation des deux liquides révélera la présence des sels biliaires.

SANG

Aspect du liquide céphalo-rachidien. — 1º *Aspect avant centrifugation.* — Très rapidement (une heure à sept heures après le début de l'hémorragie) le liquide présente l'aspect hémorragique typique ; cet aspect disparaît dès le cinquième ou sixième jour.

Il faut éliminer, naturellement, la cause d'erreur qui pourrait provenir de la piqûre d'une veine par l'aiguille de ponction ; dans ce cas, les premières gouttes du liquide sont plus teintées que les suivantes, l'aspect du liquide est modifié par le déplacement de l'aiguille. Il n'y a pas homogénéité de la teinte du liquide qui, d'autre part, tend à coaguler.

2º *Aspect après centrifugation.* — Une hémorragie vraie est révélée par la teinte xanthochromique plus ou moins accentuée du liquide qui surnage après centrifugation, teinte qui, d'ailleurs, n'apparaît dans le liquide de ponction que vers le deuxième ou troisième jour après le début de l'hémorragie.

Remarque importante. — On doit ajouter qu'il a été signalé des liquides qui ne présentaient pas d'apparence hémorragique dans des cas indiscutables d'hémorragies ventriculaires ou sous-arachnoïdiennes, mais ce sont des exceptions extrêmement rares.

Recherche de l'oxyhémoglobine au spectroscope. — Centrifuger le liquide pendant quinze ou vingt minutes afin de n'opérer que sur un li-

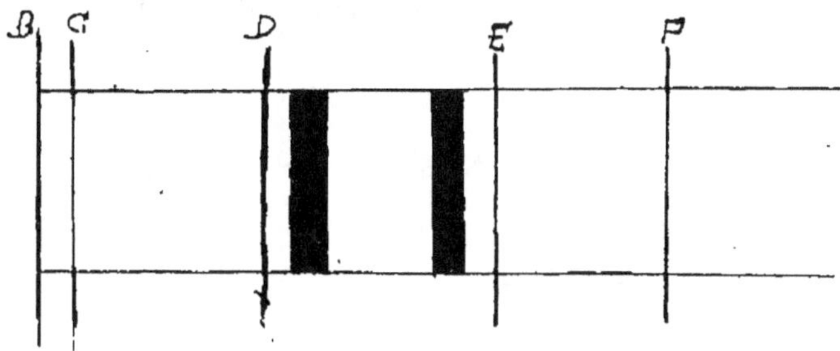

Fig. 10.

quide complètement débarrassé des globules rouges.

Le spectre de l'oxyhémoglobine est facile à reconnaître, il est caractérisé par la présence de deux bandes obscures, l'une à droite de la raie D de Fraunhofer dans le jaune, son milieu correspond à la longueur d'onde $\lambda = 577$; la seconde près de la raie E dans le vert cyané, son milieu correspond à la longueur d'onde $\lambda = 539$. De plus, à l'extrémité droite du spectre, le violet est légèrement assombri, les raies caractéristiques se rencontrent déjà dans un milieu à 1 p. 100.000.

Recherche chimique du sang. — Si, à 2 centimètres cubes de liquide céphalo-rachidien préalablement bouilli et refroidi, on ajoute un quart ou un demi-centimètre cube de réactif de Fleig, puis III gouttes d'eau oxygénée à 12 volumes, on voit se produire un bel anneau vert ; si peu que le liquide contienne de l'hémoglobine ou des pigments dérivés encore ferrugineux, cette réaction est très sensible.

RÉACTIF DE FLEIG (1)

Dissoudre :
Fluorescéine . . . .   0 gr. 25
dans :
Solution de potasse à 20 p. 100 . . . .   100 cmc.
Ajouter :
Zinc finement pulvérisé . . . .   10 gr.

____

(1) C. FLEIG. — Nouvelle réaction à la fluorescéine pour la recherche du sang en particulier dans l'urine. *Société de Biologie*, t. 69, p. 192, 23 juillet 1910.

Chauffer en agitant constamment jusqu'à ébullition et décoloration de la fluorescéine.

Filtrer à chaud.

Ajouter :

Poudre de zinc .... 2 gr.

Conserver à l'abri de la lumière dans un flacon bouché à l'émeri.

ANNEXE

RÉACTION DE L'OR

Notions préliminaires. — Soit par l'action des réducteurs sur les solutions des sels métalliques, dans des conditions expérimentales déterminées, soit sous l'action de l'arc électrique jaillissant sous l'eau, entre deux électrodes de métal, on peut obtenir par division extrême du métal ce qu'on est convenu d'appeler une solution colloïdale.

La stabilité des colloïdes est influencée par la charge électrique des particules colloïdales.

L'addition d'un électrolyte à un colloïde peut précipiter le colloïde de sa solution, l'électrolyte détermine la précipitation par celui de ses ions dont la charge électrique est contraire à celle du colloïde, c'est-à-dire soit par son anion soit par son cathion, suivant la nature du colloïde.

La charge électrique d'une quantité donnée d'un colloïde ne peut être éliminée que par une quantité parfaitement déterminée d'un électrolyte, tout écart en plus ou en moins de la quantité rigoureusement exacte indispensable pour la réaction entraîne soit l'absence de toute précipitation, soit une précipitation incomplète.

Principe de la réaction. — Les deutéro-albumoses agissent sur une solution d'or colloïdal comme un électrolyte et précipitent l'or à l'état métallique tandis que les proto et les hétéro-albumoses neutralisent l'effet d'un électrolyte sur la solution d'or.

A l'état normal, le liquide céphalo-rachidien n'a aucune action sur la solution colloïdale d'or ; à l'état pathologique, il peut acquérir la propriété de précipiter l'or colloïdal à la façon des deutéro-albumoses.

Réaction de Lange. — 1º *Réactif.* — La préparation est très délicate. On ne doit employer qu'une verrerie absolument propre, rincée à l'eau distillée après avoir été nettoyée à l'acide chlorhydrique à 50 p. 100 et stérilisée à sec pendant une demi-heure. Les solutions de chlorure de sodium et d'or colloïdal seront préparées en n'utilisant uniquement pour tous les réactifs que de l'eau fraîchement distillée deux fois.

Préparation de la Solution d'Or colloidal

Dans un ballon stérile, chauffer à 60° un litre d'eau fraîchement distillée deux fois.

Puis ajouter :

Solution aqueuse de chlorure d'or à 1 %   10 cmc.
Solution de carbonate de potasse à 2 %   10 cmc.

Mélanger en agitant vigoureusement et chauffer aussi rapidement que possible à l'aide d'un bunsen à quatre ou cinq flammes jusqu'à 90° ; ne pas dépasser 95°.

Eteindre et, tout en agitant fortement le ballon, ajouter lentement :

Solution aqueuse de formaline à 1 p. 100   10 cmc.

Par suite de la réduction de l'or à l'état colloïdal, le liquide qui était incolore prend une teinte rouge brillant à reflets orangés.

La solution répartie dans des flacons bien bouchés peut se conserver indéfiniment.

Toute solution qui n'est point parfaitement limpide ou qui présente des reflets rouges ou pourpres ou de la fluorescence doit être rejetée.

2° *Technique de la réaction.* — Disposer dans un porte-tubes onze tubes à essai.

Verser :

Dans le premier, solution de chlorure de sodium à 4 p. 1000, 1 cmc. 8.

Dans le deuxième, 1 centimètre cube.

Dans le troisième, 1 centimètre cube, et ainsi de suite.

Ajouter :

Dans le premier tube, liquide céphalo-rachidien à expertiser, 0 cmc. 2 ; mélanger avec soin.

Dans le deuxième tube, 1 centimètre cube de cette dilution de liquide céphalo-rachidien à 1 /10.

Dans le troisième tube, 1 centimètre cube de la dilution à 1 /20 obtenue par l'opération précédente.

Dans le quatrième tube, 1 centimètre cube de la dilution obtenue par la dernière opération.

Et ainsi de suite jusqu'au dixième tube qui contiendra ainsi une dilution à 1 p. 5.120.

Le onzième tube ne reçoit pas de dilution de liquide céphalo-rachidien et sert de tube-témoin.

Ajouter dans chacun des tubes, y compris le témoin, 5 centimètres cubes de la solution d'or colloïdal. Mélanger intimement et rapidement.

Laisser les tubes à la température de la chambre dix à douze heures.

3° *Résultats*. — Si la réaction est positive par suite de la précipitation totale ou partielle de l'or métallique, la coloration du milieu est modifiée dans un certain nombre de tubes.

Miller et Lévy (1), comme d'ailleurs la plupart

____

(1) Miller et Lévy. — The colloïdal gold reaction in the cerebro-spinal fluid. *Bulletin of the John's Hopkins Hospital*, mai 1914, p. 133.

des auteurs américains, ne distinguent que cinq
teintes, ce qui est très suffisant, tandis que Lange
en distinguait huit.

Avec un liquide céphalo-rachidien normal qui

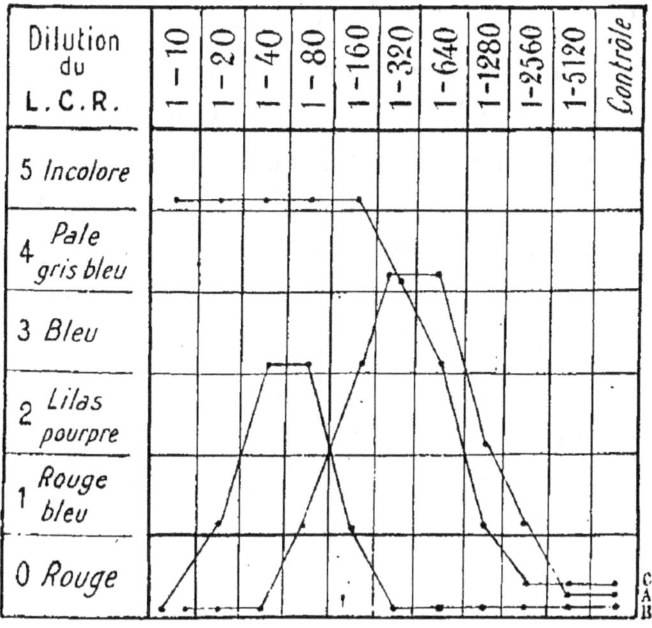

Fig. 11.

ne précipite pas l'or métallique de sa solution colloïdale, il n'y a de modifications de teinte dans
aucun des tubes.

Avec un liquide pathologique, la teinte peut être
modifiée suivant des modalités différentes à des
taux de dilution déterminés.

Les courbes de précipitation varient avec le
liquide pathologique, mais des courbes identiques apparaissent avec régularité dans certaines
affections déterminées. Lévy et Miller ont été conduits, de ce fait, à distinguer trois types de courbes :
le type méningitique représenté sur le schéma
ci-contre, établi d'après le graphique de ces auteurs
par la courbe A ; le type syphilitique représenté
par la courbe B ; le type P. G. P. représenté par
la courbe C. Cette dernière, la plus caractéristique,
la plus constante, a une réelle valeur diagnostique ;
la courbe méningitique se rencontre surtout dans
la méningite tuberculeuse ; la courbe syphilitique
peut varier dans certains cas avec le traitement
spécifique, elle n'est pas constante dans les affections syphilitiques, sa valeur diagnostique est très
relative.

RÉACTION DE BOVERI

Technique. — Dans un petit verre à réaction,
verser 1 centimètre cube de liquide céphalo-rachidien ; laisser ensuite tomber lentement le long de
la paroi 1 centimètre cube d'une solution à 0,10
p. 1000 de permanganate de potasse.

Avec un liquide normal, la ligne de séparation
des deux liquides ne présente rien de particulier.

Avec un liquide pathologique, un anneau jaune plus ou moins net se distingue à ce niveau (réaction zonale). En agitant ensemble le liquide cérébro-spinal et la solution de permanganate de potasse, on pourra obtenir un changement complet de coloration du mélange qui devient complètement jaune (réaction globale) dans les cas pathologiques, tandis qu'avec un liquide normal, on n'obtiendrait qu'une teinte rose-violet. La valeur de la réaction est en rapport direct avec la rapidité avec laquelle elle se produit.

Signification clinique. — La réaction est, d'après Boveri, un signe certain d'altération du liquide céphalo-rachidien ; elle est positive quand le taux de l'albumine est augmenté. Il n'y a pas parallélisme entre la réaction de Boveri et la formule cytologique ; il peut y avoir une réaction accentuée avec une lymphocytose discrète. La réaction est surtout accentuée dans les maladies inflammatoires de la moëlle.

CHAPITRE VIII

PERMÉABILITÉ MÉNINGÉE.

Recherche de la Perméabilité méningée.
Sa Valeur clinique.

Définition de la perméabilité méningée. — On entend par perméabilité méningée la possibilité du passage dans le liquide céphalo-rachidien de substances absorbées soit par la voie gastrique, soit par la voie sous-cutanée ou intramusculaire.

En pratique, sous l'indication générale de recherche de la perméabilité méningée, on étudie la valeur quantitative du passage de substances étrangères dans le liquide céphalo-rachidien, sans se préoccuper de la part qui revient dans ce phénomène à l'un quelconque des facteurs mis à tour de rôle en cause (faillite des plexus, perméabilité locale, etc.).

A l'état normal. — Pénètrent dans le liquide céphalo-rachidien à l'état normal :

1º Des substances volatiles (alcool, chloroforme,

acétone, etc.), l'aldéhyde formique qu'on retrouve dans le liquide céphalo-rachidien des malades auxquels on a donné de l'atropine qui, une fois dans l'organisme, a donné naissance à de l'aldéhyde formique ;

2º Substances non volatiles : le chlorure de sodium pénètre très facilement dans le liquide céphalo-rachidien, c'est sa facilité de pénétration qui maintient le tonus normal.

A l'état pathologique. — Peuvent pénétrer dans le sang à l'état pathologique :

1º Des substances non volatiles qui ne pénètrent pas normalement et dont le passage a été utilisé pour l'étude de la perméabilité méningée à l'état pathologique (iodure de potassium, nitrate de potasse, etc.) ;

2º Parasites (trypanosomes), microbes (méningocoques, Eberth, etc.).

Recherche de la perméabilité méningée aux nitrates. — Faire prendre au sujet, pour lequel cette recherche devra être effectuée, un cachet de 1 gramme de nitrate de soude par 30 kilogrammes de poids. Ponctionner trois heures après l'ingestion du nitrate de soude, on centrifuge le liquide de ponction, on prépare des solutions de soude à 20,

30, 40, 50 milligrammes, etc., par litre ; pour faire ces solutions, on peut avoir en réserve une solution à 1 p. 100 de nitrate de soude qui se conserve bien.

On tiendra également prête une solution sulfurique de diphénylamine :

Diphénylamine...................   1 gr.
Acide sulfurique pur ....   100 cmc.

Cette solution devra être fraîchement préparée, car elle se conserve mal.

On opère de la façon suivante : on dispose sur un fond blanc quatre petits verres à pied contenant chacun 3 centimètres cubes d'acide sulfurique et III gouttes de diphénylamine en solution sulfurique, on fait tomber avec précaution à la surface du liquide, dans le premier verre III gouttes de la solution à 20 milligrammes p. 1000 d'azotate de soude ; dans le deuxième, III gouttes de la solution à 40 milligrammes p. 1000 ; dans le troisième, III gouttes de la solution à 40 milligrammes p. 1000 et enfin dans le quatrième, III gouttes du liquide à essayer, puis, aussi rapidement que possible, on répartit les gouttes dans les couches superficielles à l'aide d'un agitateur différent pour chaque verre, il se forme des anneaux bleus ; quand ils sont bien développés, on agite à nouveau, puis on compare la teinte obtenue dans le verre contenant les trois gouttes du liquide à essayer avec celles obtenues dans les dilutions plus ou moins fortes d'azotate de soude et on fait un dosage colorimétrique.

Recherche de la perméabilité à l'iodure (d'après Mestrezat) (1). — Faire absorber 2 à 5 grammes d'iodure pendant plusieurs jours.

Pour faire la recherche de l'iodure dans le liquide céphalo-rachidien,

On mélange dans un tube à essai :

Acide sulfurique au dixième........... 2 cmc.
Empois d'amidon à 1 p. 100 (fraîchement préparé)..................... 1 cmc.
Solution de nitrite de sodium suivant la formule :
Nitrite de sodium..... 1 petit grain $\Big)$
Eau distillée (fraîchement préparée)..... 30 cmc. $\Big)$ II gttes.

Verser ensuite dans ce mélange :

Liquide céphalo-rachidien à essayer 1 ou 2 cmc.

Si le liquide contient de l'iodure, il se teintera rapidement en bleu. Cette réaction est très sensible, elle peut déceler des doses minimes d'iodure (10 milligrammes par litre).

---

(1) MESTREZAT. — *Le Liquide céphalo-rachidien normal et pathologique*. A. Maloine et Fils, éditeurs.

Autres recherches de perméabilité méningée. — Les recherches de perméabilité méningée aux nitrates et à l'iodure sont les seules employées couramment au point de vue clinique ; cependant quelques observateurs ont étudié la perméabilité au bleu. Carniol (1), étudiant la perméabilité à la phloridzine au cours des affections méningées, a obtenu des résultats intéressants.

Valeur clinique de la recherche de la perméabilité méningée. — La valeur clinique de la recherche de la perméabilité méningée aux iodures a été très discutée, on lui a reproché l'inconstance de ses résultats dans les mêmes groupes d'affections et l'imprécision d'un dosage colorimétrique ; cette épreuve est actuellement à peu près complètement abandonnée. Nous ne nous occuperons donc que des indications fournies par la recherche de la perméabilité aux nitrates et à la phloridzine.

Perméabilité normale aux nitrates. — On peut trouver environ 10 milligrammes de sel p. 1000 dans le liquide céphalo-rachidien ; l'absorption des

____

(1) CARNIOL. — Perméabilité des méninges à la phloridzine. *Réunion biologique de Bucarest*, 6 juillet 1916.

quantités de sels indiquées pour l'épreuve ne modifie pas sensiblement (de 1 à 3 milligrammes seulement) ce taux ; on peut donc dire que pratiquement *la perméabilité physiologique est nulle.*

Perméabilité pathologique aux nitrates. — Après l'absorption du sel, le taux des nitrates s'élève dans des proportions variables suivant les groupes d'affections auxquels on a affaire. Dans les affections chroniques (tabes, artério-sclérose, ramollissement cérébral, sclérose en plaques, syphilis médullaire), le taux des nitrates dans le liquide céphalo-rachidien n'atteint guère que 15 à 20 milligrammes p. 1000. Dans les affections aiguës (méningites tuberculeuses, cérébro-spinales, méningo-encéphalite syphilitique aiguë, etc.), on constate des taux de 40 à 85 milligrammes p. 1000, en moyenne de 60 milligrammes p. 1000. La plupart du temps la perméabilité méningée diminue progressivement à la période de convalescence pour disparaître à la guérison ; toutefois, lorsque la guérison complète est plus apparente que réelle, c'est-à-dire lorsque les symptômes cliniques disparus, il reste des lésions anatomiques, il peut persister une certaine perméabilité ; dans ces cas, on a pu également constater la présence d'albumine résiduelle.

Perméabilité pathologique à la phloridzine. — La phloridzine traverse de dedans en dehors les méninges dans les inflammations aiguës et les inflammations chroniques avec lymphocytose du liquide céphalo-rachidien.

CHAPITRE IX

LES PARASITES
DU LIQUIDE CÉPHALO-RACHIDIEN.

Classification

Les parasites rencontrés dans le liquide céphalo-rachidien sont au nombre de quatre ; ils se classent ainsi :

Parasites animaux. — *Un cestode larvaire :* Tænia echinococcus ;

Trois flagéllés : Spirochœta ictero-hemorragicæ, Treponema pallidum, Trypanosoma gambiense.

Parasites végétaux. — *Un hypomycète :* Discomyces asteroides.

Tænia echinococcus

La recherche de l'echinococcose méningée se fera soit directement par l'examen microscopique du liquide de ponction, soit indirectement par la recherche des anti-corps dans le liquide céphalo-rachidien.

Recherche des scolex. — A l'examen microscopique, on a pu constater dans le liquide céphalo-rachidien la présence de scolex, têtes de jeunes échinocoques invaginés ou dévaginés ; ce sont les scolex invaginés qui se rencontrent le plus souvent ; on voit alors, à leur centre, une double couronne de crochets et leurs quatre ventouses. Les crochets, qui se présentent sous la forme d'aiguillons d'aspect caractéristique, dessinent une ligne transversale médiane très réfringente.

Quand, au contraire, les scolex sont dévaginés, on voit, à l'extrémité antérieure, les ventouses surmontées d'un rostre globuleux qui porte une double couronne de crochets.

Lorsque les têtes sont détruites, on peut retrouver dans le liquide céphalo-rachidien des crochets qui n'ont pas été résorbés, en raison de leur nature chitineuse. Très réfringents, en forme d'aiguillons de rosier, ils peuvent se trouver en grand nombre dans le liquide céphalo-rachidien, car chaque tête peut en porter de 28 à 50.

Recherche des anticorps. — La recherche des anticorps peut présenter un grand intérêt d'autant plus que Parvu et Laubry n'ont pu, par la méthode de Weinberg, déceler les anticorps dans le liquide céphalo-rachidien normal, ou atteint d'échinococcose hépatique, ce qui fait qu'en conséquence, si la réaction est positive, on serait autorisé à porter le diagnostic d'échinococcose méningée.

SPIROCHŒTA ICTERO-HEMORRAGICÆ

L'agent de la fièvre ictéro-hémorragique a été découvert à la fin de 1914 par deux médecins japonais, Inada et Ido. Le Dr A. Stokes ayant remis à l'Institut Pasteur un cobaye inoculé avec le sang d'un soldat anglais qui a succombé à un ictéro-hémorragique fébrile, Martin et Pettit commencèrent leur belle série de recherches sur les parasites dont ils ont exposé les résultats dans la *Presse Médicale* en fin décembre 1916 (1).

Recherche directe du spirochète dans le liquide céphalo-rachidien. — On n'a pas décelé le parasite dans le liquide céphalo-rachidien par examen direct. D'ailleurs, la recherche du spirochète chez l'homme, « soit à l'ultra-microscope,

____

(1) A. STOKES and J. A. RYLE. — *Journal of the Royal Army Medical Corps*, XXXVII, 3, 286-289, 1916.

soit par frottis colorés ou frottis à l'encre de Chine,
ne paraît pas être susceptible de fournir des résultats utiles en clinique » (Martin et Pettit) (2).

**Epreuve de l'inoculation du liquide céphalo-
rachidien au cobaye.** — Costa et Troisier ont pratiqué l'inoculation sous-cutanée au cobaye du liquide
céphalo-rachidien (7 à 10 centimètres cubes) provenant soit de malades présentant le type fièvre
ictéro-hémorragique, soit de malades présentant
la forme méningée. Les inoculations ont été faites
les unes au début de l'affection, les autres à la
période de rechute. Simultanément, il était fait
à d'autres cobayes des inoculations de sang provenant des mêmes malades. Dans tous les cas, le
liquide céphalo-rachidien s'est montré plus virulent
que le sang. Chez les cobayes inoculés avec le
liquide céphalo-rachidien, l'ictère est plus précoce
et plus intense. Il en est de même d'ailleurs des
autres symptômes. Inoculé avec le liquide rachidien des malades, à la période du début, le cobaye
meurt dans les dix à onze jours qui suivent l'inoculation. Un cobaye inoculé avec le liquide de ponction d'un malade à la période de rechute, quoique

---

(2) L. MARTIN et A. PETTIT. — La spirochétose hémorragique en France. *Presse Médicale*, 14 décembre 1916.

ayant présenté des phénomènes très graves, a survécu, mais un second cobaye inoculé avec l'urine du premier est mort après avoir présenté les symptômes typiques de la spirochétose hémorragique.

Les caractères de l'infection chez le cobaye ont été longuement décrits par Martin et Pettit. Au début, poussée fébrile, le cobaye devient indolent, son poil se hérisse, puis apparaissent des hémorragies vulvaires et surtout nasales. Les conjonctives s'injectent et quelque temps avant la mort, on constate le teint jaune de la sclérotique, des muqueuses labiales, anales et de la peau, on trouve dans l'urine de l'albumine, des pigments biliaires. L'animal, après une période d'hypothermie variable, succombe dans l'adynamie 6, 10, 12 jours ou plus après l'inoculation. A l'autopsie, la plupart des tissus sont ictériques, on observe des œdèmes et des hémorragies multiples, des lésions du foie, du cœur (néphrite épithéliale), etc.

Recherche du spirochète chez le cobaye. — Il est facile de déceler le spirochète dans les urines, le sang et divers organes du cobaye. « Le procédé le plus rapide consiste à examiner à l'ultra-microscope le suc hépatique dilué ou non dans un liquide isotonique. » (Martin et Pettit.)

Examen à l'ultra-microscope. — Examiner à un très fort grossissement. Le spirochète se présente sous l'aspect d'un filament immobile généralement, exceptionnellement animé de mouvements très lents, filament rigide trapu très clair, entouré d'un halo et dont les extrémités se terminent en boutons minuscules. Les tours de spires très petits, difficiles à percevoir, donnent souvent au parasite l'apparence d'être parsemé de granulations.

Procédé de l'encre de Chine. — Déposer une gouttelette d'encre de Chine (I. P.) à côté d'une gouttelette du produit, bien homogénéiser, étaler et sécher. Pour bien saisir l'aspect spiralé du spirochète, Legroux recommande de faire, avec l'encre de Chine, un étalement très régulier, pas trop épais et d'examiner le frottis avec un bon éclairage et un fort grossissement (ocul. comp. 8, obj. 12).

Coloration au panchrome de Laveran (I. P.). — Sur le frottis simplement séché, faire tomber quelques gouttes de panchrome Laveran I. P.

Laisser agir quatre à cinq minutes en ayant soin de recouvrir la préparation, celle-ci devant se faire à l'abri de l'air.

Ajouter ensuite de l'eau distillée (préalablement bouillie cinq à dix minutes dans un ballon de verre),

5 centimètres cubes pour un quart de centimètre cube de panchrome.

Laisser agir vingt à trente minutes.

Sur les frottis colorés par ce procédé, préconisé par Legroux, les spirochètes sont colorés en rouge pâle ; leurs ondulations ne se perçoivent qu'exceptionnellement ; ils se présentent sous l'aspect de très minces filaments lâches, réguliers, aux extrémités effilées, isolés ou enchevêtrés.

Coloration par la méthode de Fontana-Tribondeau. — Fabre et Fiessinger (1) ont coloré les culots de centrifugation des urines par la méthode de Fontana-Tribondeau.

Sur le frottis séché, mais non fixé, faire agir pendant une minute quelques gouttes de

Solution aqueuse de formol à 2 p. 100 . 99 cmc.
Acide acétique cristallisé.............. 1 cmc.

Laver très soigneusement.

Puis recouvrir le frottis avec solution suivante :

Acide phénique liquéfié.............. 1 cmc.
Tanin.......................... 5 gr.
Eau distillée .... 94 gr.

---

(1) FABRE et FIESSINGER. — Le diagnostic de la spirochétose ictérique par la méthode de Fontana-Tribondeau. *Soc. Méd. des Hôpitaux*, décembre 1916.

Porter sur veilleuse de bunsen jusqu'à émission de vapeurs, retirer aussitôt de la flamme et laisser agir trente secondes.

Laver à l'eau ordinaire ; agiter la préparation pour la débarrasser de l'excès d'eau, puis la recouvrir avec quelques gouttes de nitrate d'argent ammoniacal. Chauffer jusqu'à émission de vapeurs et laisser agir trente secondes.

NITRATE D'ARGENT AMMONIACAL

Nitrate d'argent.................... 0 gr. 25
Eau distillée .... 100 cmc.
Ammoniaque liquide, Q. S. par goutte pour obtenir formation puis disparition d'un précipité sépia (agiter constamment pendant cette addition avec une baguette de verre).

Coloration d'après la méthode de Ravaut à l'albuminate d'argent (I. P.) (procédé rapide). — Fixer le frottis sec par l'alcool ou l'alcool-éther ou le frottis humide par l'acide osmique.

Déposer sur le frottis V à X gouttes de la solution d'albuminate d'argent.

Albuminate d'argent (I. P.)............ 2 gr.
Eau distillée. .... 100 gr.

Chauffer jusqu'à émission de vapeurs, égoutter l'excès d'albuminate, puis, sans laver, déposer sur le frottis V à X gouttes de la solution d'acide pyrogallique à 5 p. 100.

Laver abondamment, recommencer cette série d'opérations quatre à cinq fois. Puis sécher et examiner (obj. 1 /12, ocul. c. 12).

Les spirochètes apparaissent colorés en noir foncé.

Cultures. — Ito et Matzuraki ont cultivé entre 15 et 37° le spirochète provenant du cobaye sur divers milieux : agar et gélatine au sang, sérum humain, sérum de vache dilué, etc.. Cosa Bianchi et Vallardi préconisent le milieu liquide ascite dilué à 1 /2 avec eau distillée (1).

TRÉPONEMA PALLIDUM

On recherchera le *Treponema pallidum* dans le liquide céphalo-rachidien soit par un examen à l'ultra-microscope ou à l'encre de Chine, soit par examen sur lames colorées. Toutefois cette recherche ne sera que très exceptionnellement positive.

Aspect du Tréponème à l'ultra-microscope. — A l'examen de l'ultra-microscope, on reconnaîtra le *Treponema pallidum* aux caractères suivants : extrêmement mobile, doué de mouvements de progression dans le champ, en même temps que de

____

(1) *Societa lombarda di Scienze mediche et biologiche*, 15 fév. 1917.

mouvements de giration sur lui-même, long de
6 à 8 μ, il se présente sous l'aspect d'un fin filament spiralé scintillant sur le fond noir de la préparation, muni d'un cil à ses extrémités, et dont
les tours de spire (10 à 15) sont serrés et réguliers.
Parfois il se montre sous la forme d'une série de
points brillants « cheminant l'un derrière l'autre
en gardant leur distance respective et exécutant une

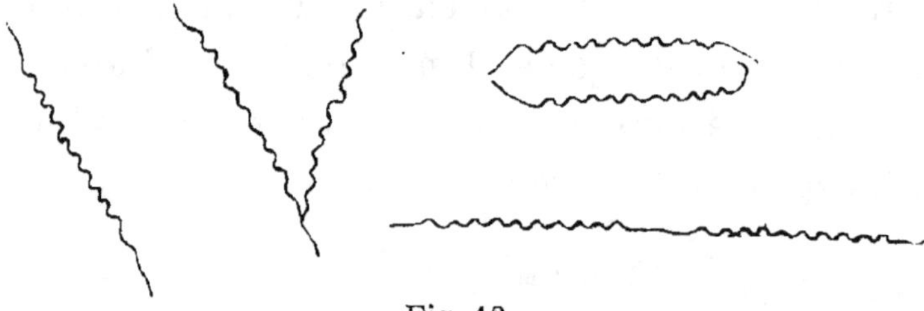

Fig. 12.

sorte de marche en ligne droite ou sinueuse »
(Gastou). Il n'a pas de membrane ondulante, les
Tréponèmes sont souvent accolés par leurs extrémités, tandis qu'ils s'écartent à leurs centres, formant un O ; plus souvent ils forment un Y ou un U ;
ils peuvent être également accolés bout à bout.

Il est inutile d'insister sur les caractères différentiels du Tréponème et des autres Spirochètes,
on ne rencontre pas dans le liquide céphalo-rachidien d'autres espèces morphologiquement voisines.

Examen par la méthode à l'encre de Chine.
— 1º Mélanger très rapidement, jusqu'à obtention

d'une homogénéité aussi parfaite que possible, une goutte du liquide à examiner avec une goutte d'encre de Chine (spécialement préparée pour cet usage).

2º Faire un étalement en couche mince suivant le mode habituel.

3º Sécher en agitant, ne pas chauffer.

4º Examiner dans une goutte d'huile de cèdre ; les Tréponèmes apparaissent sous forme d'éléments spiralés clairs.

Recherche sur lames colorées. — Le Tréponème fixe mal les couleurs et ne se colore que par des méthodes spéciales ; il ne prend pas le Gram.

Procédé de Marino. — Faire tomber sur la lame simplement séchée et laisser au contact pendant trois à quatre minutes un centimètre cube de la solution :

Bleu Marino	0 gr. 10
Alcool méthylique absolu...........	50 cmc.

Verser ensuite sur la lame qui n'aura pas été lavée quelques gouttes d'une solution aqueuse d'éosine à 0,05 p. 1000 et laisser agir pendant une à deux minutes. Laver, sécher, monter dans le baume. Les Tréponèmes seront colorés en bleu-violet.

Coloration par le panchrome de Laveran (I. P.), *par la méthode de Fontana-Tribondeau, la méthode de Ravaut à l'albuminate d'argent* (I. P.). — (Voir technique plus haut, page 150 et suivantes.)

Coloration par le bi-éosinate de Tribondeau. — (Voir technique page 62). Toutefois on doit ajouter que, pour la recherche des spirochètes, le temps de coloration doit être prolongé (vingt-cinq à trente minutes).

Par ce procédé, les spirochètes sont colorés en rose tirant plus ou moins sur le violet.

Epreuve de l'inoculation du liquide céphalo-rachidien au lapin. — En injectant dans le scrotum et le testicule d'un lapin du liquide céphalo-rachidien de tabétique ou de P. G. P., on a pu obtenir, en même temps que l'infiltration des testicules, des manifestations cutanées du scrotum : chancre ou efflorescences papuleuses, dans lesquelles on a pu constater la présence du Tréponème (Wolk, Maturschek, Marinesco et Minéa).

Recherche de la déviation du complément. — Si l'on n'aura qu'exceptionnellement l'occasion de rechercher le Tréponème dans le liquide céphalo-rachidien, on aura souvent l'occasion d'y rechercher la présence des anticorps syphilitiques ; on verra plus loin quelle valeur clinique il faut attribuer aux résultats de cette recherche.

Réactif. — 1° *Antigène.* — On se servira comme antigène de l'extrait de foie de nouveau-né syphilitique ; le foie desséché dans le vide est réduit en une poudre fine qu'on conserve à la glacière dans des flacons bien secs et hermétiquement bouchés ; au moment de l'utilisation on émulsionne un gramme de cette poudre dans 30 centimètres cubes d'eau physiologique à 8,5 p. 1000 ; on laisse au contact pendant douze heures à la glacière, puis on décante le liquide surnageant qui est prêt pour l'expérience.

Landsteimer utilise l'extrait alcoolique ; une partie de poudre est épuisée par 30 parties d'alcool ; pour cela, on laisse l'alcool en contact avec la poudre pendant quarante-huit heures, dans un flacon bouché à l'émeri, en agitant fréquemment, puis on filtre sur papier, on dilue pour l'emploi dans dix fois son volume d'eau.

2° *Alexine.* — On utilisera le sérum frais de cobaye dilué au cinquième (une partie de sérum pour quatre d'eau physiologique) si l'on n'a à faire qu'une ou deux réactions simultanément, on n'a besoin que d'une petite quantité de sérum, il n'y a pas lieu de sacrifier le cobaye. On se contentera de lui faire une ponction cardiaque avec une petite seringue de Pravaz à biseau très tranchant. Le cœur du cobaye, situé à peu près sur la ligne médiane, déborde généralement très peu le sternum à gauche ; on le repérera en recherchant avec les doigts les battements cardiaques (Raybaud et Hawthoorn). Il est à environ 1 centimètre au-dessus de l'angle chondro-sternal.

3º *Ambocepteur ou sensibilisatrice.* — On emploie comme sensibilisatrice le sérum du sang d'un lapin auquel on aura, trois fois de suite et à huit jours de distance l'une de l'autre, fait une injection de 20 centimètres cubes de sang défibriné de mouton ou bien la dilution d'hématies lavées correspondante. Ce sérum décanté après centrifugation est inactivé par chauffage pendant un quart d'heure à 56º ; on titre une fois pour toutes la sensibilisatrice, qu'il est facile de conserver à la glacière, sans altération de son pouvoir, dans des tubes scellés.

4º *Liquide céphalo-rachidien expertisé.* — On ponctionne aseptiquement quelques centimètres cubes de liquide céphalo-rachidien, on se rappellera que le liquide céphalo-rachidien ne contenant pas d'alexine, n'a pas besoin d'être chauffé.

La préparation et le titrage des réactifs étant

INTERPRÉTATION DE LA RÉACTION DE FIXATION

TUBES TÉMOINS

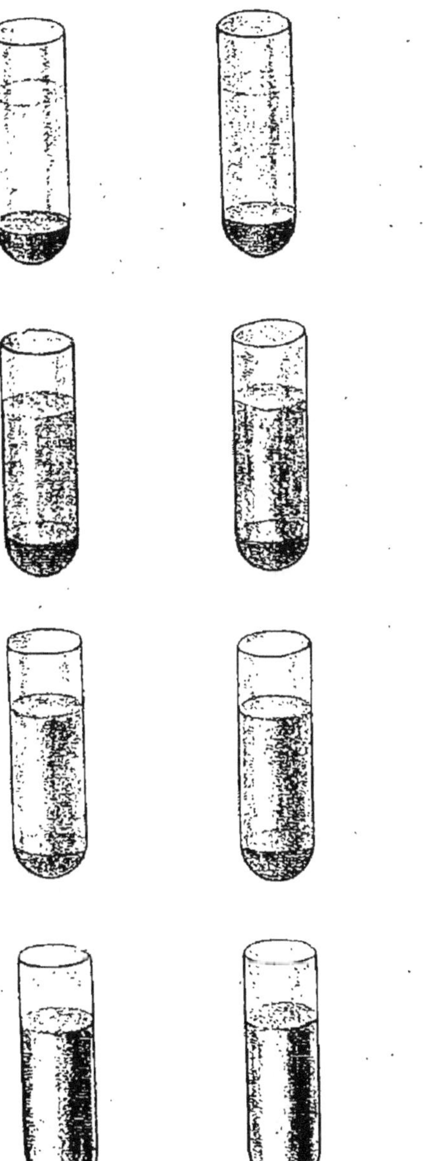

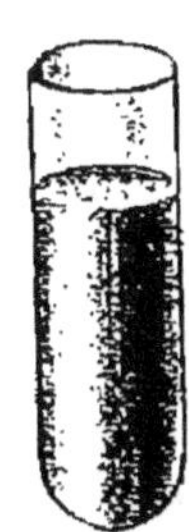

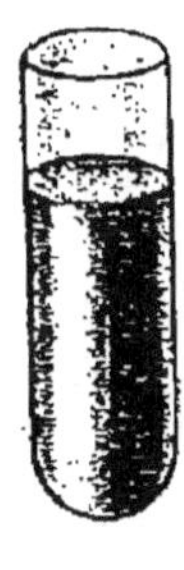

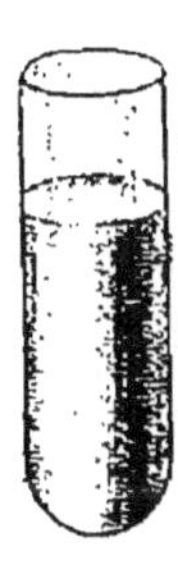

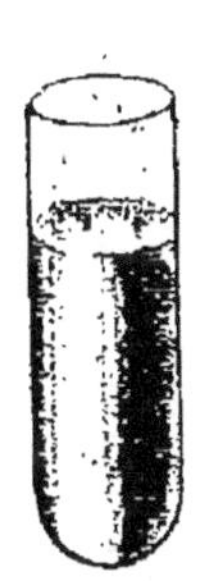

A. Maloine et fils, Édit.

G. Deberque. Imp.

délicats, nous conseillons d'utiliser l'antigène et l'ambocepteur fournis par l'Institut Pasteur.

Technique de la réaction. — Nous ne décrirons pas la technique de la réaction qu'on trouvera dans tous les traités de syphiligraphie ou de bactériologie. Pour la lecture des résultats on se reportera à la planche ci-contre.

Précipito-diagnostic. — La précipito-réaction de Vincent et Bellot ayant donné des résultats intéressants pour le diagnostic de la méningite cérébrospinale, diiférents auteurs ont été conduits à rechercher si, mis au contact d'un précipitogène syphilitique, le liquide céphalo-rachidien ne donnerait pas une précipitation spécifique dans le cas par exemple de paralysie générale. Les résultats obtenus ne permettent guère d'accorder à cette réaction une réelle valeur pratique.

Discussions sur la spécificité de l'anticorps trouvé dans le liquide céphalo-rachidien. — La valeur diagnostique de la réaction de Bordet et Gengou a donné lieu à de nombreuses discussions ; elle n'en a pas moins un grand intérêt pratique, il suffit de savoir l'interpréter.

1º *Réaction négative.* — Une réaction négative n'est pas un signe certain d'absence de syphilis, ce point est admis par tous les syphiligraphes ; on a, d'ailleurs, de nombreuses observations de sujets porteurs de lésions syphilitiques tertiaires qui viennent à l'appui de cette assertion.

2º *Réaction positive.* — Il faut se rappeler que, opérant sur le sérum sanguin, on a trouvé la réaction positive chez des malades qui n'avaient jamais été atteints de syphilis ; en particulier dans les cas de spirochétose hémorragique et de Frambœsia tropica, parfois dans la scarlatine, exceptionnellement dans la typhoïde ambulatoire ou la malaria, mais elle n'a jamais été trouvée chez des sujets parfaitement sains ; il y a là des causes d'erreurs faciles à éviter par l'étude des commémoratifs et l'examen des malades.

D'autre part, on s'est appuyé, pour discuter la spécificité de l'anticorps trouvé dans le liquide céphalo-rachidien dans la syphilis des centres, sur ce que la sensibilisatrice est non seulement susceptible de se fixer sur l'antigène syphilitique en absorbant la cytase du sérum frais de cobaye, mais encore peut donner la même réaction en présence d'autres corps.

Néanmoins, on doit reconnaître que la réaction positive constitue une très forte présomption en faveur de l'origine syphilitique des accidents nerveux suspects ; elle est de règle dans la P. G. P., très fréquente dans le tabes. Elle a été signalée de façon très inconstante dans la syphilis secondaire.

Valeur diagnostique comparative de la réaction de Wassermann et de la réaction de Noguchi. — Suivant Ravaut, la recherche de la réaction de Noguchi, au début surtout de la syphilis nerveuse, aurait un intérêt supérieur à celle de la réaction de Wassermann.

Nous avons vu, d'autre part, que la réaction de Noguchi n'est pas absolument spécifique, car elle peut être positive en dehors des cas de syphilis nerveuse, mais il semble bien admis actuellement que s'il peut y avoir des syphilis nerveuses malgré un Wassermann négatif, il n'a pas été démontré qu'il puisse y en avoir malgré un Noguchi négatif ; ce serait, au point de vue du diagnostic, un avantage du Noguchi sur le Wassermann. L'absence d'une réaction Noguchi positive donnant au moins une certitude négative.

Pour conclure, on peut résumer ainsi la valeur diagnostique de ces réactions :

Noguchi + Wassermann + = syphilis presque certaine.
Noguchi + Wassermann 0 = syphilis possible.
Noguchi — Wassermann — = pas de syphilis.

TRYPANOSOMA GAMBIENSE

Quand le Trypanosome passe du sang dans le liquide céphalo-rachidien, l'affection se modifie dans ses allures cliniques et devient la maladie du sommeil. On recherche tout d'abord le Trypanosome par un examen à l'état frais ; il ne faut pas oublier que le Trypanosome dans le liquide céphalo-rachidien se fixe et se colore avec difficulté ; l'examen doit être fait très rapidement, car les mononucléaires détruisent le parasite ; on constatera la très grande mobilité du Trypanosome, doué de mouvements de progression dus à son flagelle, tandis que la membrane ondulante lui imprime des mouvements de contorsion sur lui-même.

Recherche sur lames colorées. — Le culot de centrifugation sera étalé et fixé suivant les méthodes habituelles et coloré soit par la méthode de Lavéran, soit par le bi-éosinate de Tribondeau.

Procédé de Laveran. — Préparer, au moment de s'en servir, le mélange suivant :

    Eosine à 1 p. 100...................... 4 cmc.
    Bleu Borrel........................... 7 cmc.
    Eau distillée .... 1 cmc.

Colorer pendant dix à quinze minutes, laver ;

puis faire agir pendant cinq minutes une solution
de tanin à 5 p. 100, le protoplasma sera coloré en
bleu, le noyau, le blépharoplaste et le flagelle en
violet.

Procédé de Tribondeau. — Le procédé de Tribondeau, au bi-éosinate, dont nous avons donné la
technique plus haut, donne de très
bons résultats. (Temps de coloration : trente minutes.)

Aspect microscopique. — A l'examen microscopique, après coloration, les trypanosomes sont caractérisés par un corps protéiforme,
ayant l'aspect général d'un fuseau
légèrement aplati latéralement,
tout le long du bord convexe se voit
une membrane ondulante étroite ;
lorsque les trypanosomes sont bien
colorés, on distingue nettement, au
milieu du corps, un noyau ovalaire

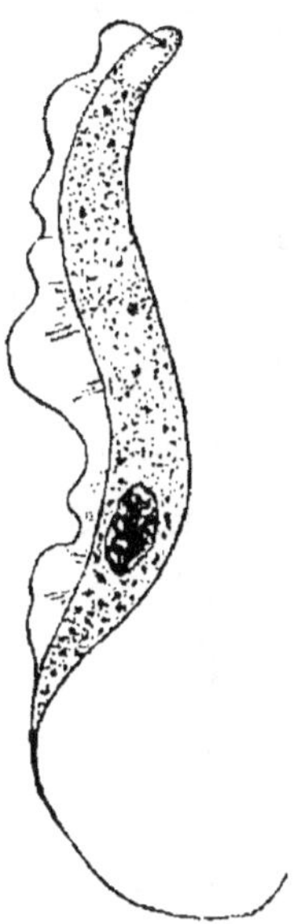

Fig. 13.

et, vers l'extrémité considérée comme étant l'extrémité antérieure, une masse chromatique très
colorée, le blépharoplaste ou centrosome et, près
du blépharoplaste, un petit espace clair : la vacuole.
Cette extrémité antérieure est très variable dans sa
forme et peut être très pointue ou obtuse, l'extré-

mité postérieure, au contraire, est toujours très
effilée ; le flagelle, qui n'est que la continuation du
bord libre épaissi de la membrane ondulante, est
fixé à cette extrémité ; il représente ordinairement
le quart de la longueur totale du parasite, mais il
peut parfois être très réduit et même manquer complètement ; le cytoplasme peut être homogène ou
présenter des granulations colorées ; les dimensions
du trypanosome varient de 15 μ à 30 μ pour la
longueur et de 1 μ 5 à 2 μ pour la largeur.

Ces caractères sont ceux du trypanosome arrivé
à son complet développement, mais on peut rencontrer des formes correspondant aux divers stades
de son développement. Le centrosome s'allonge et
se divise, ainsi que le noyau, puis la membrane
ondulante se dédouble, son bord épaissit en com-
mençant par la partie qui se trouve à la partie antérieure du parasite. Le flagelle ne se dédouble pas,
il reste d'abord commun aux deux moitiés, puis
en apparaît un nouveau qui sera le flagelle
définitif d'une des moitiés, tandis que le premier
devient le flagelle définitif de l'autre. Les deux
moitiés divisées ne se séparent complètement, pour
former deux éléments indépendants, que lorsque les
formes de segmentation ont leurs deux flagelles.
Certains observateurs (Béthancourt, Castellani, etc.)
ont décrit un diplocoque dans le cerveau dans cer-

tains cas de maladie du sommeil. Ce diplocoque a été considéré par quelques-uns comme un satellite du trypanosome. En tout cas « cet organisme ne peut être reconnu comme la cause de la maladie, on doit le regarder comme un simple épiphénomène terminal et non essentiel » (Manson) (1).

La maladie du sommeil est, suivant l'opinion générale actuellement admise, toujours causée par le trypanosome. Si donc le résultat de l'examen était négatif en présence des signes cliniques habituels de la trypanosomiase, on devra recommencer l'examen plusieurs jours de suite.

DISCOMYCES ASTEROIDES

Dans un cas de méningite cérébro-spinale avec abcès du cerveau, Eppinger a trouvé un parasite se rapprochant beaucoup de l'actinomycose. Ce parasite se colore bien par la méthode de Gram, il se présente sous la forme de filaments ramifiés, droits ou incurvés, isolés ou groupés, souvent disposés en étoiles au début du développement.

En culture, ses caractères ne sont pas modifiés, mais le mycélium présente des conidies terminales.

____

(1) Patrick MANSON. — *Maladies des Pays chauds*. 2ᶜ édition (traduction française de Guibaud), p. 154.

Cultivées sur pomme de terre, les colonies se montrent sous la forme de mamelons blancs neigeux, qui confluent bientôt et prennent une belle coloration rouge brique. En bouillon, les cultures aérobies se développent en petites touffes blanches, discoïdes, d'abord flottantes, puis submergées.

Il est très pathogène pour le cobaye et le lapin qui meurent d'une affection pneumo-tuberculeuse. On trouve des parasites en quantité dans les tubercules, mais il ne se développe jamais de corps en massue. Il n'est pas pathogène pour la souris, la virulence des cultures s'atténue très rapidement.

CHAPITRE X

IDENTIFICATION DES BACTÉRIES PATHOGÈNES DU LIQUIDE CÉPHALO-RACHIDIEN.

INDICATIONS GÉNÉRALES

Le liquide des méningites infectieuses aiguës, presque toujours louche et opalescent, quelquefois cependant clair et limpide au début de l'infection, devra être recueilli aseptiquement comme il a été indiqué plus haut ; il devra être transporté au laboratoire le plus rapidement possible après la ponction ; s'il ne pouvait être examiné immédiatement, il serait mis à l'étuve à 37° en attendant l'examen. Le liquide soumis à l'examen devra être centrifugé pendant une demi-heure environ ; on décante avec une pipette de liquide clair, puis on prélève une gouttelette du culot que l'on dépose à l'extrémité d'une lame bien propre et, avec une seconde lame rodée, on étale franchement d'un seul coup de gauche à droite ; on prépare ainsi plusieurs lames, on sèche, on fixe à l'alcool-éther.

Coloration simple. — On colore une ou deux lames avec la thionine phéniquée pendant quelques minutes ou encore avec le vert de méthyle-pyronine qu'on laisse agir pendant vingt à trente minutes.

VERT DE MÉTHYLE-PYRONINE

Pyronine	0 gr. 5
Vert de méthyle...................	0 gr. 15
Acide phénique pur	1 gr. 5
Glycérine	20 gr.
Eau distillée	80 gr.

Avec cette dernière préparation, les microbes sont colorés en rouge, se détachant fort bien même lorsqu'ils sont intracellulaires, les leucocytes ayant leur protoplasma coloré en violet clair et leur noyau en violet foncé.

On obtiendra de très belles préparations avec le bi-éosinate de Tribondeau ou le panchrome Laveran. (Voir technique plus haut.)

Coloration différentielle. Avantages de la méthode de Claudius sur la méthode de Gram. — Une coloration simple ne donne que des indications générales sur la présence, en plus ou moins grande abondance, des divers éléments cellulaires, sur la présence de bactéries et leurs caractères morphologiques. Un examen après coloration simple devra donc toujours être suivi d'un examen après coloration différentielle. Les bactéries, comme chacun sait, sont classées en deux groupes, selon que colorées par une couleur basique de pararosaniline en solution anilinée ou phéniquée et soumises ensuite à l'action d'un mordant à base d'iode elles se décolorent ou ne se décolorent pas sous l'action d'un dissolvant approprié. Dans le premier cas, on dit qu'elles ne prennent pas le Gram ; dans le second, qu'elles prennent le Gram. La méthode de différenciation de Gram exige, pour être bien exécutée, une certaine habitude car le troisième temps (décoloration) est délicat ; il ne faut décolorer ni trop, ni trop peu ; les débutants, souvent, ne savent point l'arrêter au moment voulu ; d'autre part, d'ailleurs, certaines bactéries se colorent irrégulièrement par la méthode de Gram ou se décolorent rapidement, si peu que la décoloration ait été un peu trop poussée. Pour ces raisons, nous conseillons d'utiliser de préférence, pour la différenciation des bactéries, la méthode de Claudius qui, simple et facile, a l'avantage de ne pas comporter d'aléas même pour des bactériologistes peu exercés.

Coloration par la méthode de Claudius. — 1º Colorer par le violet de méthyle 6 B en solution aqueuse à 1 p. 100 ou par le violet de gentiane phéniqué (une minute).

VIOLET DE GENTIANE PHÉNIQUÉ (Nicolle) :

Violet de gentiane	1 gr.
Acide phénique neigeux	2 gr.
Alcool absolu	10 cmc.
Eau distillée	100 cmc.

Triturer dans un petit mortier le violet de gentiane et l'alcool, puis ajouter l'acide phénique, ensuite les deux tiers de l'eau petit à petit en continuant à mélanger, verser dans un flacon, rincer le mortier avec le tiers restant de l'eau qu'on versera ensuite dans le même flacon, laisser en contact pendant vingt-quatre heures, puis filtrer et recueillir dans un flacon bien propre bouché à l'émeri.

2º Laver à l'eau, égoutter, étancher avec papier-filtre.

3º Faire agir pendant une minute la solution picriquée.

SOLUTION PICRIQUÉE :

Solution saturée d'acide picrique ...	1 partie
Eau distillée	1 —

4º Egoutter, étancher au papier-filtre.

5º Décolorer au chloroforme jusqu'à ce que le réactif ne se teinte plus en bleu.

6º Sécher, recolorer au Ziehl dilué.

Ziehl dilué :

Liquide de Ziehl .... 1 partie
Eau distillée .... 100 —

Coloration par la méthode de Gram. — Recouvrir la lame de violet de gentiane, laisser agir quinze à vingt secondes, faire tomber le colorant sans laver, puis verser sur la lame la solution iodo-iodurée de Nicolle.

Iode .... 1 gr.
Iodure de potassium .... 2 gr.
Eau distillée .... 200 gr.

(Avoir soin, pour la préparation du liquide de Nicolle, de dissoudre d'abord dans un peu d'eau l'iodure de potassium, puis ajouter l'iode et seulement après dissolution le reste de l'eau.)

Laisser agir dix secondes.

Egoutter, ne pas laver, laisser tomber sur la lame inclinée de l'alcool absolu goutte à goutte tant que l'alcool se colore en violet ; quand l'alcool passe clair, cesser le lavage ; recolorer ensuite par le Ziehl dilué ; laver, sécher et examiner.

Colorations spéciales. — Pour rechercher le bacille de Koch, on emploiera les méthodes de coloration utilisées pour la recherche des acido-résistants (voir *Bacille de Koch*.)

RECHERCHE DU MÉNINGOCOQUE

Aspect microscopique. — A l'examen microscopique des lames préparées comme il a été dit ci-dessus, les méningocoques se présentent sous l'aspect de diplocoques formés de deux cocci en grain de café se faisant face par leur hile ; on peut trouver également des méningocoques groupés en tétrades, mais ils ne forment jamais de chaînettes, ils sont intra ou extra-cellulaires et ne prennent point le Gram. Ces caractères ne suffisent pas pour les identifier, on doit pousser plus loin l'examen.

Identification par cultures. — Ensemencer le culot sur gélose-ascite. (Tribondeau préconise l'ensemencement du liquide total.)

GÉLOSE-ASCITE :

Gélose à 3 p. 100 fondue à 60° .... 100 cmc.
Ascite .... 35 cmc.

C'est le milieu le plus propice au développement du méningocoque, le méningocoque ne pousse bien, en effet, en premier ensemencement, que sur les milieux à ascite humaine. Toutefois, en raison de la difficulté de se procurer de l'ascite en temps voulu, on pourra utiliser le milieu de Sacquépée et Delater.

Aspects microscopiques des frottis du culot de centrifugation du liqüide C-R.

Fig. 1. Méningite a méningocoque (état aigu) Coloration méthode de Gram; Recoloration au Zielh dilué.

Fig. 2. Méningite a diplococcus crassus (état aigu) Coloration par méthode Gram recolorat. par le Zielh dilué.

Fig. 3. Méningite a méningocoque (état aigu) Coloration par le bleu de méthylène.

Fig. 4. Méningite a méningocoque (état aigu) Coloration par le vert de méthyle pyronine.

Fig. 5 Méningite a méningocoque (état aigu) Coloration par le panchrome Laveran.

Fig. 6. Méningite a méningocoque (période de convalescence) Coloration par le panchrome Laveran.

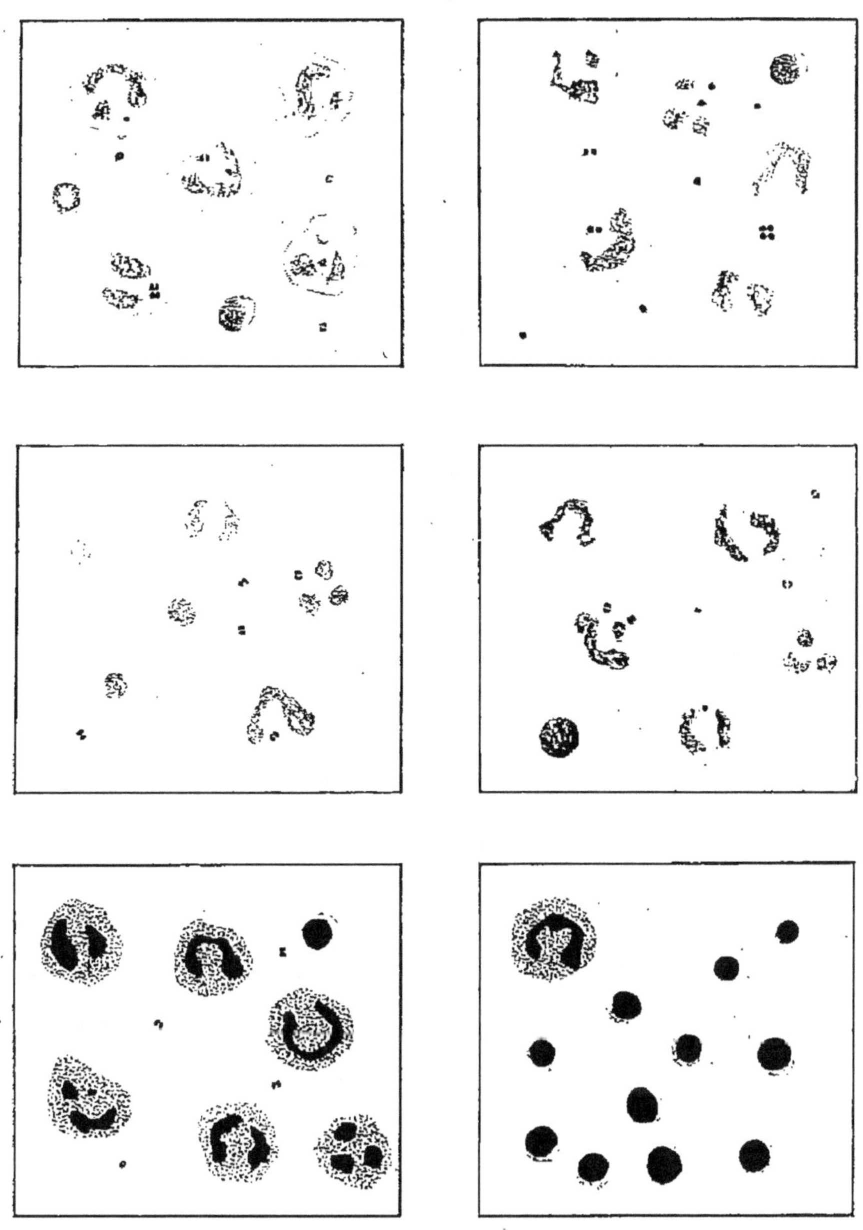

Milieu Sacquépée-Delater

1° Préparation de l'albumine à la soude :

Mélanger peu à peu en agitant constamment sans provoquer de mousse un volume d'albumine d'œuf liquide et trois volumes d'eau distillée.

Au mélange, bien homogénéisé...... 1000 cmc.

ajouter :

Solution de soude à 10 p. 100...... 5 cmc.

Répartir, stériliser à 110°.

Le milieu stérile doit être limpide, de couleur jaune paille.

2° Préparation de la gélose Sacquépée-Delater :

A cinq parties de gélose à 3 p. 100 préalablement fondue ajouter une partie d'albumine à la soude.

On peut liquéfier facilement le milieu pour le couler en boîtes au moment de l'utiliser, car par l'emploi de l'albumine à la soude, ce milieu peut être chauffé à 80° ou 100° sans coaguler l'albumine. Toutefois, on ne devra pas porter à l'autoclave car les phosphates seraient précipités en raison de l'alcalinité due à l'albumine sodée.

Cet ensemencement doit être fait aussitôt que possible, il ne faut pas oublier, en effet, que le méningocoque est un microbe extrêmement fragile, très susceptible au froid et qu'il n'est pas rare de voir l'ensemencement être absolument stérile lorsque le liquide céphalo-rachidien est arrivé tardivement au laboratoire ou n'a pas été, pendant le trajet, suffisamment protégé contre le froid. Les milieux ensemencés doivent séjourner vingt-quatre heures à l'étuve à 37° ; après ce temps on recherche les colonies transparentes de·teinte grisâtre, on les examine au microscope, si elles présentent les caractères de morphologie et de coloration indiqués plus haut, on peut porter le diagnostic de méningite cérébro-spinale à méningocoques très probable, et l'on poursuit l'identification du microbe si les colonies sont pures ; on repique immédiatement sur les milieux sucrés : si les colonies sont impures, on repique sur gélose-ascite afin d'avoir des colonies isolées et pures.

Les milieux sucrés utilisés pour l'identification peuvent avoir comme indicateur soit le neutral-roth, soit le tournesol.

On choisira de préférence les milieux au neutral-roth suivant la formule de Dopter et Koch.

Milieux au Neutral-roth :

Dans 75 centimètres cubes de gélose à 3 p. 100, on fait dissoudre 1 gramme de lévulose, dextrose, maltose ou autre sucre ; maintenir pendant vingt minutes à l'autoclave à 105°, puis ajouter 25 centimètres cubes d'ascite et 1 centimètre cube d'une solution de neutral-roth à 1 p. 100. Le milieu devient orangé, maintenir au bain-marie à 60° pendant une heure environ. Au bout de ce temps, il s'est formé un précipité, agiter les récipients et couler le milieu en boîtes de Piétri sous une faible épaisseur, le milieu devient jaunâtre.

Il est préférable, lorsqu'on veut conserver les milieux, de remplacer les boîtes de Piétri, facilement contaminables, par des flacons triangulaires plats

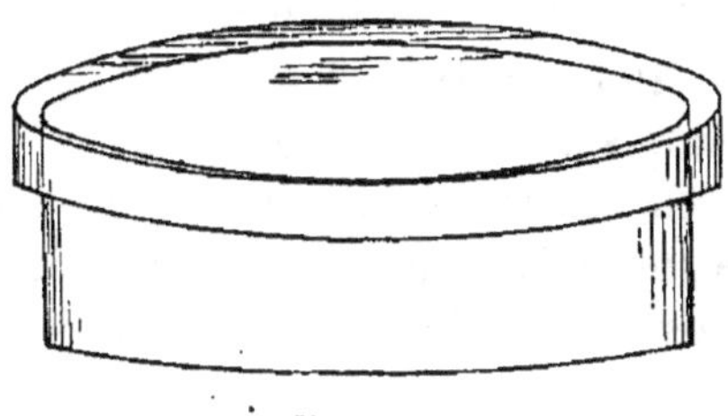

Fig. 14.

qui peuvent être bouchés à l'ouate et préservés de toute contamination par un capuchon de caoutchouc.

Si, après un séjour à l'étuve à 37°, pendant

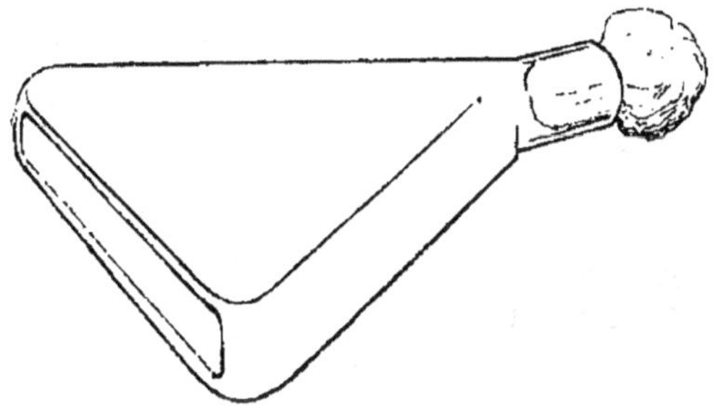

Fig. 15.

vingt-quatre heures, les colonies ensemencées sur ces milieux fermentent le sucre du milieu, la culture se montre franchement rouge ; si, au contraire, le microbe ensemencé ne fermente pas le sucre du milieu, la culture pousse en gardant la teinte du milieu.

MILIEUX TOURNESOLÉS :

(*Procédé de Van Langelsheimer*)

Préparation : A 135 centimètres cubes d'un mélange de gélose à 3 p. 100 additionné à la température de 60° du liquide d'ascite suivant les proportions indiquées, ajouter 15 centimètres cubes de teinture de tournesol contenant 10 p. 100 de sucre (lévulose, glucose), puis couler le milieu dans les boîtes de Piétri ou les flacons triangulaires.

Ensemencer après solidification ; si la fermentation s'opère, le tournesol vire au rouge au niveau de la strie d'ensemencement.

	DEXTROSE	LÉVULOSE	GALACTOSE	SACCHAROSE	MALTOSE	LACTOSE
Méningocoque	+	0	0	0	+	0
Micrococcus catarrhalis	0	0	0	0	0	0
— cinereus	0	0	0	0	0	0
Diplococcus flavus I	+	+	0	0	+	0
— — II	+	+	0	0	+	0
— — III	+	0	0	0	+	0
— siccus	+	+	0	0	+	
— crassus	+	+	+	+	+	
Gonocoque	+	0	0	0	0	

On se rappellera que le méningocoque fait fermenter la dextrose et la maltose à l'exclusion de tous les autres sucres ; le diplococcus flavus III est le seul pseudo-méningocoque donnant les mêmes réactions de fermentation que le méningocoque.

Le tableau ci-dessus indique les réactions sucrées du méningocoque, des pseudo-méningocoques et du gonocoque.

Epreuve de l'agglutination. — Disposer deux séries de tubes à hémolyse. Dans chaque série on mettra dans le premier tube un centimètre cube de dilution de sérum antiméningococcique non chauffé à 1 p. 100 ; dans le deuxième tube, un centimètre cube de dilution de sérum antiparaméningococcique non chauffé à 1 p. 100 ; dans le troisième tube, un centimètre cube de sérum de cheval à 1 p. 100 ; dans le quatrième tube, un centimètre cube d'eau physiologique ; dans chaque tube on émulsionne une öse de culture du microbe suspect âgée de vingt-quatre heures, on porte une série à l'étuve à 37º et l'autre série à l'étuve à 55º, certains méningocoques agglutinant à 37º et non à 55º ; certains autres au contraire à 55º et non à 37º. Toutefois, généralement, l'agglutination se fait bien à 37º.

Observer après quelques heures. Si le microbe suspect est le méningocoque, il y aura agglutination nette dans le tube contenant la dilution de sérum antiméningococcique et trouble homogène dans les autres. Ce serait, au contraire, un paraméningocoque si l'agglutination se produisait dans le tube contenant le sérum antiparaméningococcique à l'exclusion d'autres tubes.

Cause d'erreur. — Des diplocoques autres que le méningocoque peuvent être agglutinés par le sérum antiméningococcique (Dopter et Koch), mais dans ce cas il n'y a jamais saturation des agglutinines, il n'y a qu'une fixation partielle.

Pour contrôler l'épreuve de l'agglutination, il suffit de centrifuger les tubes dans lesquels s'est produite l'agglutination et de mettre en contact la dilution de sérum décantée avec un méningocoque connu et vérifié. S'il y a agglutination, c'est que, la première fois, il n'y a pas eu saturation des agglutinines et que, par conséquent, le microbe était un para ou un pseudo. Car si c'eût été un méningocoque, il y aurait eu fixation totale des agglutinines et alors l'agglutination eût été impossible dans la seconde épreuve.

Epreuve de la bactériolyse. — Pour cette épreuve, on repique les colonies suspectes sur agar ou mieux sur gélose-ascite et, dans le même temps, on injecte à un cobaye de 250 grammes un quart de centimètre cube de sérum antiméningococcique ; vingt-quatre heures après, on fait, au même cobaye,

une injection intrapéritonéale de six dixièmes de
centimètre cube de la culture sur gélose puis, à
l'aide d'une pipette effilée, on prélève un peu d'ex-
sudat péritonéal qu'on étale sur lame et on colore
à la thionine ; si les diplocoques suspects sont des
méningocoques, ils sont bactériolysés en une demi-
heure, et l'examen microscopique ne révèle plus
après ce temps de diplocoques suspects. Parfois,
cependant, on peut en repérer quelques échantillons, mais ils sont si mal colorés, si pâles, qu'ils
sont à peine perceptibles ; si, au contraire, les
diplocoques suspects sont des para ou des pseudo-
méningocoques, ils fourmillent dans la préparation
et ne disparaissent qu'une heure et demie ou deux
heures après l'injection. Il en serait d'ailleurs de
même pour les méningocoques si, au lieu d'avoir
été injectés à un cobaye ayant reçu du sérum antiméningococcique, ils avaient été inoculés à un
cobaye auquel on aurait préalablement injecté du
sérum normal ou du sérum antiparaméningococcique. L'épreuve de la bactériolyse est une excel-
lente épreuve de contrôle pour l'identification du
ménincogoque et des germes similaires.

**Diagnostic de l'infection méningococcique
d'un liquide céphalo-rachidien dont l'examen
microscopique et les ensemencements ont été**

négatifs. (Précipito-réaction de Vincent et Bellot). — Dans un assez grand nombre de cas, lorsque le liquide est arrivé tardivement au laboratoire, l'examen des frottis et les ensemencements peuvent être négatifs ; on devra faire alors l'épreuve de la précipito-réaction.

Le liquide ayant été centrifugé longuement, on fait tomber dans deux grands tubes à hémolyse 50 gouttes du liquide décanté, dans l'un des tubes on ajoute 3 gouttes de sérum antiméningococcique non chauffé ; on bouche les tubes, puis on les porte à l'étuve à 37° ou mieux à 55° ; on examine les tubes après six à douze heures. Si le méningocoque est en cause, le tube contenant le sérum antiméningococcique présente un trouble léger; le tube témoin restant clair et limpide. La réaction peut être négative même dans le cas de méningite à méningocoque, on ne devra pas l'oublier. La précipitation peut ne point se faire dans le tube contenant le sérum ; d'autre part, elle peut se faire dans les deux tubes, certains liquides se troublant sans addition de sérum, enfin la précipito-réaction peut s'effectuer en dehors de la présence du méningocoque.

Il sera bon d'ajouter un troisième tube dans lequel on recherchera la réaction avec III gouttes de sérum antiparaméningococcique.

PARA ET PSEUDOMÉNINGOCOQUES

On les différenciera des méningocoques par leurs actions sur les sucres et leurs réactions au sérum agglutinant comme il a été indiqué plus haut.

RECHERCHE DU PNEUMOCOQUE

Aspect microscopique. — Les lames ayant été préparées comme pour la recherche du méningocoque, on fait un Gram, avec recoloration au Ziehl dilué. S'il y a du pneumocoque, il se présente à l'examen microscopique sous l'aspect soit de diplocoque lancéolé capsulé dont les éléments d'environ 0 µ 50 à 1 µ sont accolés par leur extrémité amincie, soit sous l'aspect de chaînettes de diplocoques ou encore sous forme de cocci, la capsule enveloppe soit l'élément unique, soit l'ensemble de plusieurs éléments. Les pneumocoques se colorant bien par la méthode de Gram, apparaissent franchement colorés en violet.

Identification par culture. — Pour compléter l'identification, on ensemence le culot de centrifugation sur sérum liquide de lapin jeune ; sur ce milieu le pneumocoque pousse très abondamment en le troublant uniformément ; l'examen micros·

copique de la culture montre en général un diplocoque lancéolé type. On peut également ensemencer sur milieu de Hiss.

MILIEU DE HISS :

Mélanger :
    Sérum de bœuf .... 1 partie
    Eau distillée. .... 2 —

Ajouter :
    Solution de formol à 5 p. 100 .... 1 %

Chauffer à 100°.

    Ajouter lactose saccharosée ou mieux
      inulinée. .... 1 %

Le milieu doit rougir en se coagulant sous l'influence de la fermentation. Hiss considère ce caractère comme constant et de grande valeur différentielle ; nous devons dire, toutefois, que cette
opinion est discutée.

Identification par inoculation à la souris. —
La souris est très sensible à l'action du pneumocoque ; on inocule soit par injection sous-cutanée,
soit par scarification. La souris meurt souvent en
moins de vingt-quatre heures si le pneumocoque
est virulent ; on ne constate pas de lésions locales
ou elles sont à peine indiquées. A l'autopsie, la
rate est tuméfiée, les pneumocoques pullulent dans
le sang et les divers organes.

Bacille d'Eberth

Aspect microscopique. — A l'examen des frottis traités par la méthode de Gram, avec recoloration par le Ziehl dilué, si on constate la présence d'un bacille fin, court, à bout arrondi, uniformément coloré, d'environ 6 à 7 μ de long sur 2 ou 3 μ de large, on pensera nécessairement au bacille d'Eberth.

Identification par cultures. — Pour identifier le bacille d'Eberth, on ensemencera le culot de centrifugation du liquide suspect sur milieu d'Endo.

PRÉPARATION DU MILIEU D'ENDO :

1º A un bouillon obtenu suivant la technique habituelle par macération de 500 grammes de viande de bœuf dans un litre d'eau, on ajoute 10 grammes de peptone et 5 gr. de sel marin, on fait fondre à 100º dans l'autoclave ouvert, on filtre, on neutralise, puis on ajoute 10 centimètres cubes d'une solution stérile de soude à 10 p. 100, puis 100 centimètres cubes d'une solution de lactose à 10 p. 100. On stérilise à nouveau, et enfin on répartit par fractions exactement dosées de 100 centimètres cubes.

2º Au moment de l'emploi, on fait fondre 100 centimètres cubes de cette préparation et on ajoute :

Solution de fuschine à 1 p. 10 dans
l'alcool à 95º..................... 0 cmc. 5
Solution stérile de sulfite de soude à
1 p. 10 .... 2 cmc. 5

Puis répartir en boîtes de Piétri et laisser sécher.

Les boîtes ensemencées sont maintenues à l'étuve à 37° pendant vingt-quatre heures, puis examinées.

Tandis que le coli donne des colonies rouges sur Endo, le bacille d'Eberth donne des colonies blanches.

Examen microscopique des colonies.

On examine une de ces dernières au microscope.

Après avoir émulsionné une des colonies blanches dans quelques gouttes d'eau physiologique, on fait un premier examen entre lame et lamelle sans fixation ni coloration ; à l'état frais, le bacille d'Eberth se présente sous l'aspect de bâtonnets arrondis, généralement courts, qui traversent avec une grande rapidité le champ du microscope ; on se rappellera que parfois, cependant, les mouvements peuvent être lents, exceptionnellement même à peine perceptibles. On fait ensuite un examen après fixation et coloration par la méthode de Gram avec recoloration au Ziehl dilué afin de s'assurer que le bacille ne prend pas le Gram. Cette coloration ne permet pas de voir les nombreux cils du bacille d'Eberth ; pour les mettre en évidence, il faut s'adresser à des procédés spéciaux dont le plus recommandé est celui de Nicolle et Morax. La coloration des cils, opération délicate, n'étant pas indispensable au diagnostic différentiel du bacille d'Eberth, nous ne la décrirons pas. (Voir traités spéciaux.)

Après s'être assuré des caractères morphologiques et de coloration du bacille et de la pureté des colonies, on continuera l'identification par repiquage sur les autres milieux différentiels.

Culture sur milieu lactosé carbonaté.

BOUILLON LACTOSÉ CARBONATÉ :

Après avoir ajouté au bouillon ordinaire 2 p. 100 de lactose, répartir dans les tubes, ajouter à chaque tube une pincée de carbonate de chaux, boucher et stériliser.

En bouillon lactosé carbonaté, le bacille typhique donne une culture abondante sans dégagement de gaz ni odeur spéciale.

Culture en petit lait tournesolé.

PETIT LAIT TOURNESOLÉ (d'après C. JOUAN) (1) :

Additionner le lait de un centième de son volume d'une solution de $CaCl^2$ (à 25 grammes de sel cristallisé pour 100 grammes d'eau).

Chauffer à 115° pendant quatre à cinq minutes.

Laisser refroidir et sans agiter, passer rapidement sur un linge.

—————

(1) C. JOUAN. — *Bull. Soc. Biologie.* T. LXXIX, n° 11, 1916.

Additionner le liquide encore trouble d'un peu de teinture de tournesol, ramener à teinte sensible par de la lessive de soude étendue.

Porter à l'ébullition ; laisser refroidir pour favoriser le dépôt du précipité. Décanter le liquide froid et le filtrer.

On peut employer ce sérum de lait pur ou dilué (mélangé à deux fois son volume d'eau distillée).

Additionner le tout de teinture de tournesol en quantité suffisante. Répartir en tubes.

Stériliser à 110° à 112°.

Le liquide doit rester violet clair.

Les cultures sur ce milieu donnent les réactions suivantes :

	Après 15 h.	Après 24 h.	Après 48 h.	Après 4 jours
Typhique..........	Violet rose	Rose violet	Violet rose	Violet bleu
Para A..........	Violet rose	Rose violet	Rose violacé	Rose violet
Para B	Violet et voile	Bleu violet, beau voile	Bleu gris et voile	Bleu gris et voile
Coli............	Rouge	Rouge cuivre	Rouge cuivre	Rouge cuivre grisâtre

Culture en milieu de Barsiekov glucosé.

MILIEU DE BARSIEKOV GLUCOSÉ :

Glucose........................... 1 gr.

Nutrose .... 1 gr.

Chlorure de sodium .... 0 gr. 50

Teinture de tournesol .... 0 cmc. 5

Eau distillée. .... Q. S. pour 100 cmc.

Le bacille typhique rougit en vingt-quatre heures le Barsiekov glucosé ; la coagulation apparaît du deuxième au quatrième jour.

Culture sur gélose au neutral-roth.

Gélose au Neutral-roth :

Préparer, selon la méthode habituelle, un milieu gélose ordinaire, mais avec seulement 0,4 pour 100, de gélose ; à la fin de la préparation, ajouter 2 grammes de glucose par litre et environ 0 gr. 70 à 0 gr. 80 pour 100 d'une solution au 100e de neutral-roth. Le milieu doit avoir une teinte rose clair. Répartir en tubes droits.

L'ensemencement par piqûre du bacille typhique sur gélose au neutral-roth ne provoque ni fluorescence ni décoloration du milieu.

Culture sur gélose au plomb.

Gélose au plomb :

A 2 centimètres cubes de gélose fondue, ajouter une goutte de la solution suivante préalablement stérilisée :

Acétate neutre de plomb.............. 1 gr.
Eau distillée .... 10 gr.

Répartir le précipité formé dans la masse.

Sur le milieu au plomb, le bacille typhique donne des cultures noires.

Culture sur eau peptonée. Recherche de l'indol.

EAU PEPTONÉE

Peptone Byla	2 gr.
Chlorure de sodium	0 gr. 75
Eau	100 cmc.

Stériliser, puis répartir à raison de 10 centimètres cubes par tube, pour la recherche de l'indol par le procédé de Fleig et Sicre, ou de 15 centimètres cubes pour la recherche par le procédé de Salkowski.

Réaction de Fleig et Sicre. — A 10 centimètres cubes d'une culture ayant séjourné trente-six à quarante-huit heures à l'étuve, ajouter 10 centimètres cubes d'une solution alcoolique de furfurol à 1 p. 50, puis lentement, goutte à goutte, de l'acide chlorhydrique pur. S'il y a de l'indol, on verra apparaître une teinte jaune caractéristique.

Réaction de Salkowsy. — A 15 centimètres cubes de culture, ajouter XXX gouttes d'une solution de nitrite de potassium à 1 p. 1000, puis X gouttes d'acide sulfurique chimiquement pur ; rassembler par quelques gouttes d'alcool amylique ; la présence de l'indol est révélée par l'apparition d'un anneau rose à la partie supérieure de la culture.

Epreuve de l'agglutination. — A part de très rares exceptions, le bacille d'Eberth est agglutiné

par le sérum antityphique. On s'assurera avant
l'épreuve que le bacille est bien mobile et provient
d'une culture pure, toute culture examinée au
microscope dans laquelle il existerait des amas
devra être éliminée. On opérera soit sur une dilution en eau physiologique stérile d'une öse de culture en milieu solide âgée de vingt-quatre heures,
soit sur une culture en bouillon filtrée du même
âge, on devra employer un sérum antityphique de
pouvoir agglutinant moyen et on recherchera l'agglutination à la dose agglutinante minima. Pour
abréger les recherches, on fera simultanément
l'expérience avec les sérums antityphiques, antipara
A et antipara B. Il peut arriver qu'il y ait agglutination de groupe dans tous les tubes. L'examen
microscopique suffit la plupart du temps avec un
peu d'habitude pour reconnaître les tubes où il y
a eu saturation totale des agglutinines, un léger
trouble persistant dans les autres. Pour plus de
certitude, on referait une seconde épreuve avec les
dilutions sériques utilisées dans la première, dé-
cantées après centrifugation, comme il a été indiqué
pour le méningocoque.

**Recherche des agglutinines dans le liquide
céphalo-rachidien.** — La constatation de la présence des agglutinines dans le liquide de ponction

est un signe de quasi-certitude d'une infection éberthienne de la cavité sous-arachnoïdienne. Il est de règle que, dans les cas de fièvre typhoïde sans infection locale des méninges, le liquide céphalo-rachidien n'agglutine pas le bacille d'Eberth.

RECHERCHE DES PARATYPHIQUES A ET B

Les paratyphiques A et B ont les mêmes caractères microscopiques que le bacille d'Eberth ; ils s'en différencient par quelques caractères culturaux et leurs réactions aux sérums agglutinants. Pour les identifier, on suivra exactement la même marche que pour le bacille typhique. Il suffira de consulter le tableau comparatif que nous donnons pour les reconnaître.

RECHERCHE DU COLI

Comme les para A et B, le coli a des caractères microscopiques identiques à ceux du bacille d'Eberth. Si, généralement, il est moins mobile que l'Eberth, si même il est quelques échantillons immobiles, il en est d'autres également très mobiles. On le recherche sur les milieux différentiels utilisés pour la recherche du bacille typhique et, comme pour les paras, on se reportera au tableau comparatif donné ci-contre pour l'identifier.

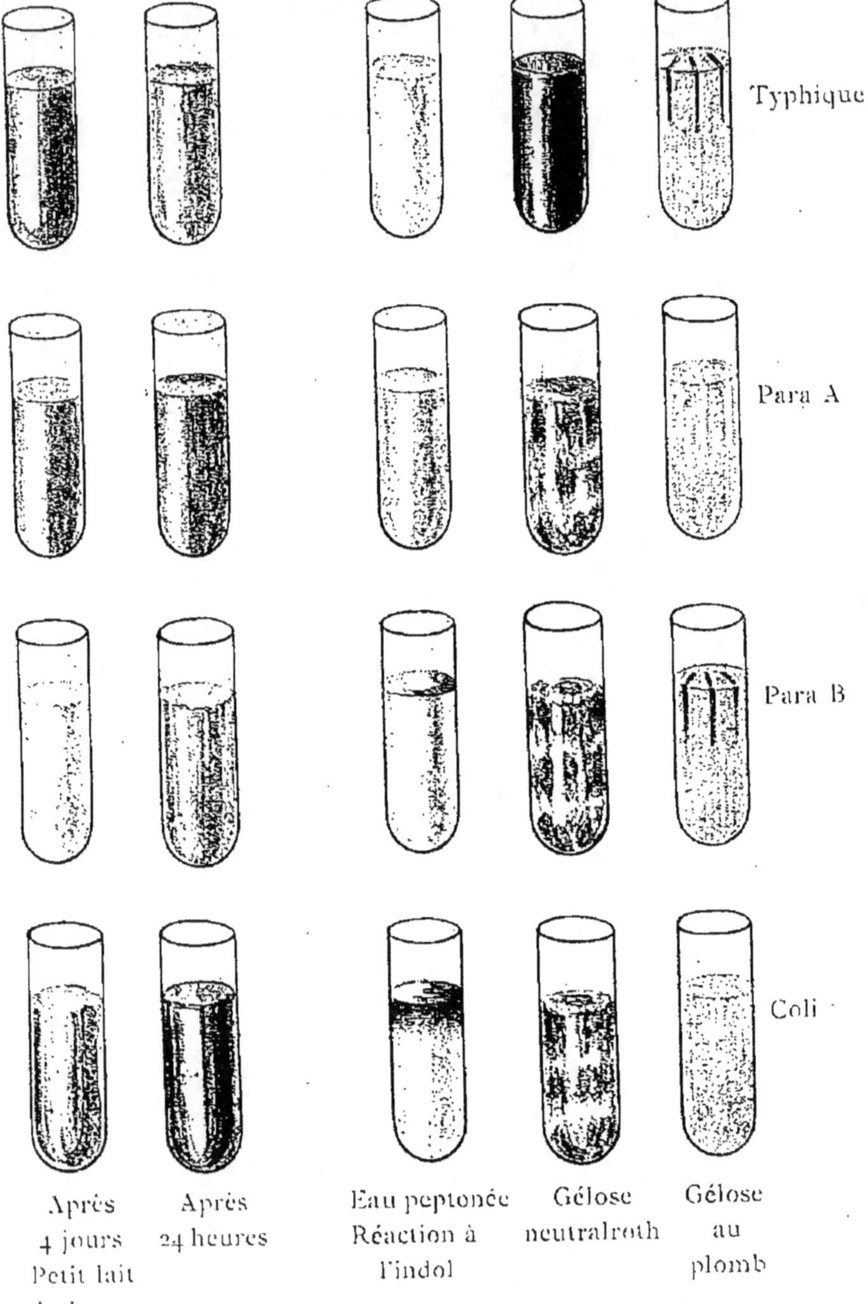
Typhique
Para A
Para B
Coli
Après
4 jours
Petit lait
de Jouan
Après
24 heures
Eau peptonée
Réaction à
l'indol
Gélose
neutralroth
Gélose
au
plomb

PRINCIPAUX CARACTÈRES DISTINCTIFS DE L'EBERTH, DU PARA A, DU PARA B ET DU COLI

PROCÉDÉS D'EXAMEN	EBERTH	PARA A	PARA B	COLI
Mobilité.	Très.	Très.	Très.	Peu.
Culture sur milieu d'Endo...	Colonies blanches.	Colonies blanches.	Colonies blanches.	Colonies rouges.
Sur gélose au plomb........	Noircit.	Ne noircit pas.	Noircit.	Ne noircit pas.
Sur gélose au neutral-roth...	Ni décoloration, ni fluorescence.	Décoloration et fluorescence.	Décoloration et fluorescence.	Décoloration et fluorescence.
Sur bouillon lactosé et carbonaté.	Pas de dégagement de gaz.	Dégagement de gaz.	Dégagement de gaz.	Dégagement de gaz.
En eau peptonée.	Pas d'indol.	Pas d'indol.	Peu ou pas d'indol.	Formation d'indol.
Action à dose agglutinante minima de l'Eberth sérum.	Agglutination. Exceptions possibles.	Pas d'agglutination.	Pas d'agglutination.	Pas d'agglutination.
Du para A sérum.	Pas d'agglutination.	Agglutination.	Pas d'agglutination.	Pas d'agglutination.
Du para B sérum.	Pas d'agglutination.	Pas d'agglutination.	Agglutination.	Pas d'agglutination.
Recherche de la déviation du complément avec :				
Sérum antityphique chauffé.	Déviation du complément.	Pas de déviation du complément.	Pas de déviation du complément.	Pas de déviation du complément.
— antipara A chauffé...	Pas de déviation.	Déviation.	Pas de déviation.	Pas de déviation.
— antipara B chauffé...	Pas de déviation.	Pas de déviation.	Déviation.	Pas de déviation.

RECHERCHE DU BACILLE DE LA PESTE

Aspect microscopique. — Le bacille de Yersin se voit très bien sur les lames préparées avec la thionine phéniquée ; la plupart du temps, il se montre sous l'aspect d'un cocco-bacille en navette d'environ 2 µ de long sur 1 µ de large. Bien coloré aux extrémités, moins coloré en son milieu qui présente un espace clair, le bacille de la peste se décolore par la méthode de Gram.

Identification par culture. — Pour l'identifier, on ensemence une parcelle du culot de centrifugation sur un tube de gélose incliné encore humide (car il ne faut pas oublier que le bacille de Yersin ne pousse pas sur gélose sèche ou acide) et on porte à l'étuve à 37°. Vingt heures après on examine les cultures, les colonies de bacilles de peste sur gélose, d'abord petites et transparentes, deviennent plus tard opaques en leur centre, leurs bords étant festonnés irisés, quand on les regarde à la lumière réfléchie. Elles prennent l'aspect caractéristique de taches de bougie.

Après avoir vérifié la nature et la pureté des colonies au microscope, on peut ensemencer sur bouillon pour compléter l'identification. Sur bouillon, le développement est lent, il se forme des grumeaux qui tombent comme des flocons de neige au fond du vase ; le bacille de Yersin étant très aérobie, Haffkine verse à la surface du milieu un liquide gras, stérile, les bacilles se développent exclusivement à la surface du milieu et s'y maintiennent ; ils forment des stalactites de microbes qui pendent dans le liquide, adhérant en haut par leurs bases aux particules graisseuses.

Epreuve de l'inoculation. — On continuera l'identification par l'inoculation du liquide suspect au rat, à la souris ou au cobaye, soit par inoculation sous-cutanée, dans ce cas, si le liquide suspect contient des bacilles pesteux, les animaux présenteront les symptômes habituels de la peste, (bubons, etc). ; soit par l'inoculation intranasale qui détermine chez les animaux en expérience une pneumonie pesteuse typique.

On pourra faire également des inoculations avec des cultures pures de colonies isolées.

RECHERCHE DU BACILLE DE KOCH

Coloration des frottis. — Après avoir étalé, séché et fixé par l'alcool-éther comme précédemment, on colore par le Ziehl à chaud (dix minutes).

Fuchsine.. 1 gr.
Acide phénique neigeux .... 5 gr.
Alcool absolu........................... 10 çmc.
Eau distillée. .... 100 cmc.

Décolorer par l'acide azotique au tiers ou l'acide sulfurique au quart. La préparation devient incolore, on lave à l'eau, une teinte rose réapparaît. On achève alors la décoloration par l'alcool absolu (cinq minutes), on peut également décolorer en un seul temps en faisant agir, au lieu d'un acide, l'alcool lactique (acide lactique, 5 p. 100 d'alcool).

On recolore le fond par le bleu de méthylène dilué (quelques secondes).

BLEU DE MÉTHYLÈNE PHÉNIQUÉ :

Bleu de méthylène .... 2 gr.
Acide phénique neigeux .... 2 gr.
Alcool absolu........................... 10 gr.
Eau distillée .... 100 gr.

Aspect microscopique. — Il se présente sous la forme de bâtonnets de largeur uniforme, mais de longueur variable ; en moyenne 1 μ 5 à 3 μ de long sur 0 μ 3 de large, droits ou un peu incurvés, plus rarement comme brisés ; les bacilles colorés présentent parfois des espaces clairs, échelonnés régulièrement le long du bâtonnet.

Identification par inoculation au cobaye. — Le cobaye est le réactif par excellence du bacille tuberculeux humain ; on peut faire une inoculation sous-cutanée, mais il est préférable de faire une inoculation intrapéritonéale. Si l'inoculation sous-cutanée est positive, il se formera dans la plupart des cas, au point d'inoculation, un foyer de nécrose suivi d'un chancre tuberculeux vers le dixième ou quinzième jour, puis apparaît une adénite correspondant au point inoculé. Enfin l'animal maigrit et meurt au bout d'un temps variable, parfois très long. Dans le cas d'inoculation intrapéritonéale la mort survient plus rapidement, en quelques semaines. On constate une péritonite adhésive avec éruption miliaire sur les organes abdominaux, l'inoculation intramammaire d'une femelle en lactation donnera des résultats encore plus rapides, les bacilles pouvant apparaître dans le lait huit à quinze jours après l'inoculation.

STREPTOCOQUE

Aspect microscopique. — Microcoques généralement parfaitement arrondis, disposés en chaînettes, non capsulés, prenant le Gram ou le Claudius.

Identification. — Culture en sérum de lapin jeune : le streptocoque pousse abondamment et donne des colonies dont l'aspect est typique au microscope.

L'inoculation au niveau de l'oreille d'un lapin provoque un érysipèle.

STAPHYLOCOQUE

Aspect microscopique. — Eléments isolés ou groupés par deux, mais le plus souvent formant des amas pouvant être intra ou extra-cellulaires, arrondis, prenant le Gram ou le Claudius.

Identification. — Cultivé sur gélose, il donne des colonies qui ne tardent pas à se teinter en jaune.

Inoculés à la veine marginale de l'oreille d'un lapin, il détermine une septicémie mortelle avec abcès multiples ; à l'autopsie, les staphylocoques fourmillent dans le sang.

TÉTRAGÈNE

Aspect microscopique. — Cocci groupés par deux ou le plus généralement en tétrades, presque toujours capsulés, prenant le Gram ou le Claudius.

Identification. — Culture en gélose : le tétragène pousse rapidement ; il se produit à la surface de la gélose un enduit épais, gluant. Culture en sérum de lapin jeune. Au bout de vingt-quatre heures d'étuve, on constate des tétrades types.

Inoculé à la souris, il détermine la mort de l'animal en trente-six à quarante-huit heures. On retrouve les tétrades caractéristiques dans le sang et les divers organes.

PYOCYANIQUE

Le pyocyanique est facilement reconnaissable à la coloration des milieux où il se trouve.

Aspect microscopique. — Petits bâtonnets à bouts arrondis, généralements courts, mais très polymorphes, ne se colorant pas par le Claudius ou le Gram.

Identification. — Culture en bouillon ou en sérum gélatiné, les cultures ne tardent pas à présenter la teinte bleue caractéristique.

DEUXIÈME PARTIE

APPLICATIONS CLINIQUES

CHAPITRE PREMIER

APPLICATIONS CLINIQUES DES RECHERCHES DE LABORATOIRE.

Valeur clinique des Recherches

L'importance clinique des recherches de laboratoire a déjà été mise en relief plus haut (indication de la ponction lombaire). Résumons-les :

Dans les infections de la cavité sous-arachnoïdienne, seules elles peuvent établir le diagnostic d'origine (les symptômes cliniques seuls ne pouvant fournir une certitude au point de vue de l'agent pathogène). Par suite, elles sont indispensables pour l'application d'une thérapeutique rationnelle.

Dans les autres affections nerveuses, dans les infections générales et les intoxications, dans les affections traumatiques, elles donneront des indications précises sur l'absence ou la présence de lésions organiques des centres nerveux, sur la nature et l'intensité de ces lésions.

Enfin, il sera indiqué de faire l'examen du liquide céphalo-rachidien dans nombre de cas dans lesquels aucune indication clinique ne semblerait en apparence le justifier (formes anormales ou frustes d'inflammation méningée), qui peuvent rester longtemps méconnues si on s'en tient à l'examen clinique.

I. Insuffisance d'un examen cytologique ou bactériologique. — Prenons, par exemple, le cas d'une méningite microbienne aiguë ; nous avons déjà vu qu'au début, et dans certaines formes frustes, le liquide peut être clair, l'examen bactériologique négatif, la formule cytologique discrète.

Dans ce cas, l'examen chimique (albumine hyper, sucre absent ou hypo, chlorures hypo, etc.), a permis de poser le diagnostic de méningite aiguë microbienne dans des cas où il n'a été possible de déceler l'agent infectieux que dans le liquide de seconde ponction.

Bien plus, par la recherche du taux des cendres et de l'extrait sec, on pourra, dans la plupart des cas, éliminer ou affirmer le diagnostic de méningite aiguë tuberculeuse.

II. Insuffisance de l'examen chimique seul. Valeurs normales dans les liquides pathologiques. Liquides paradoxaux. — S'il est des cas dans lesquels l'examen cytologique et l'examen bactériologique sont insuffisants, il est également des cas dans lesquels l'examen chimique seul ne pourrait qu'induire en erreur.

Reprenons le cas des inflammations méningées bactériennes ; leur formule chimique restreinte est albumine hyper, sucre absent ou hypo, chlorures hypo. Rappelons-nous que dans l'imperméabilité rénale les chlorures sont augmentés, que dans le diabète le taux du sucre dans le liquide céphalorachidien peut être très élevé.

Supposons qu'une méningite infectieuse aiguë évolue au cours d'une imperméabilité rénale. Deux facteurs agissent en sens contraire. Par l'infection bactérienne, les chlorures doivent diminuer, par suite de l'imperméabilité rénale, ils doivent être augmentés. On comprend facilement que, dans ces cas, on obtienne par compensation des valeurs normales ou des valeurs paradoxales ne correspondant ni à la formule de l'imperméabilité rénale, ni à celle des méningites infectieuses aiguës.

Il pourrait en être de même dans le cas d'une méningite bactérienne aiguë évoluant chez un diabétique. Le sucre devant être augmenté par le diabète et diminué par suite de l'infection locale.

Dans ces cas, l'examen cytologique et l'examen bactériologique viendront utilement compléter l'examen chimique et permettront d'éviter de grosses erreurs de diagnostic. Nous pourrions multiplier les exemples, nous en resterons là.

Serait-il possible que simultanément les trois examens donnent des résultats paradoxaux ? nous n'en connaissons pas d'exemple ; il faudrait alors chercher à les interpréter et refaire au besoin un nouvel examen sur un liquide de seconde ponction.

L'examen complet est indispensable. — Si les examens de laboratoire n'ont pas toujours semblé répondre à l'attente du clinicien, c'est :

1º Qu'on ne leur a pas toujours demandé ce qu'ils pouvaient donner ;

2º Qu'en présence de formules ou de résultats en apparence anormaux, on n'a pas suffisamment cherché à les interpréter.

Un clinicien n'établit pas son diagnostic sur le simple examen d'une courbe thermométrique ou sphygmographique, ou sur un mode quelconque d'investigation, mais sur un ensemble de signes, sur un syndrome clinique. A un syndrome clinique correspond non un examen clinique ou cytologique ou bactériologique, mais un syndrome de laboratoire.

Syndromes de Laboratoire
fournis par l'examen du liquide céphalo-rachidien et syndromes cliniques

Nous passerons en revue successivement :

1º Les inflammations méningées aiguës ;

2º Autres affections du système nerveux ;

3º Les infections générales ;

4º Les affections parasitaires ;

5º Les diathèses et les intoxications ;

6º Les affections sensorielles ;

7º Les affections traumatiques.

Si l'on a maintenant des données précises pour certaines affections, telles que les méningites dans lesquelles la ponction et l'examen du liquide céphalo-rachidien sont de règle, il n'en est malheureusement pas de même pour beaucoup d'autres, les examens trop peu nombreux ou incomplets ne permettant pas de tirer des conclusions. Nous les signalerons cependant à titre d'indication, souhaitant qu'ils incitent les médecins et les chirurgiens à recourir plus souvent à ces moyens d'investigation dont ils peuvent être certains d'obtenir des renseignements utiles.

CHAPITRE II

MÉNINGITES AIGUES BACTÉRIENNES OU AUTRES.

Méningites cérébro-spinales
a méningocoques ou paraméningocoques

Examen physico-chimique. — Pression : augmentée.

Aspect : presque toujours louche opalescent, toutefois, au début surtout, le liquide peut être clair.

Albumine : très augmentée, hyperalbuminorachie variable suivant l'intensité de l'affection, peut être peu accentuée dans les cas frustes. Elle diminue à la période de convalescence, puis disparaît à la guérison. Dans certains cas cependant, elle peut persister à taux peu élevé après la guérison clinique (albumine résiduelle).

Glucose : Hypoglycosie accentuée ou même aglycosie totale dès le début et à la période d'état. Le taux remonte progressivement à la convalescence.

Chlorures hypo au début et à la période d'état.

Extrait sec : élevé.

Cendres : supérieures à 8 grammes.

Indice de réfraction : augmenté. Enfants : de 1,33512 à 1,33555 ; adolescents et adultes : de 133528 à 1.33705. (Babès et A. Babès.)

Point cryoscopique : abaissé.

Réaction de Boveri positive.

Réaction de l'or (voir plus haut).

Perméabilité aux nitrates et à la phloridzine : augmentée.

Examen cytologique. — A la période d'état, *polynucléose* intense ; quand le malade entre en convalescence, la polynucléose diminue, tandis que les lymphocytes apparaissent.

A la fin de la maladie : la *lymphocytose* a succédé à la polynucléose.

Au début de l'infection : de même que le liquide peut être clair et limpide, il peut n'y avoir que peu de polynucléaires dans le liquide des premières ponctions et il en est de même dans certains cas frustes.

Il ne faudrait point éliminer le diagnostic de méningite cérébro-spinale aiguë en raison d'une formule cytologique en apparence normale, si la formule chimique était celle des méningites aiguës.

Examen bactériologique. — A la période d'état : présence plus ou moins abondante de méningocoques ou de paraméningocoques dans le liquide de ponction, reconnaissables à l'examen direct ou décelables dans les cultures.

A la période de convalescence et après les injections de sérum antiméningococcique ou anti-paraméningococcique, les diplocoques disparaissent.

A la période de début : les premières ponctions peuvent ne pas permettre de déceler des méningocoques ni à l'examen direct, ni par la culture. La précipito-réaction elle-même peut être négative. La non constatation de diplocoques ne suffit pas pour éliminer complètement le diagnostic de méningite aiguë à méningocoques ou paraméningocoques, qui peuvent n'être décelés qu'à la deuxième ou troisième ponction.

AUTRES MÉNINGITES CÉRÉBRO-SPINALES AIGUES

A L'EXCEPTION

DE LA MÉNINGITE CÉRÉBRO-SPINALE TUBERCULEUSE

Examen chimique et examen cytologique. — Mêmes indications que dans les méningites à méningocoques. Toutefois, les anomalies, très accentuées dans la méningite à pneumocoques, le sont moins parfois dans les autres (pyocyaniques, pesteuse, etc.)

Examen bactériologique. — Seul, l'examen bactériologique donne des indications différentielles, en permettant d'identifier, soit par examen direct, soit par culture, soit par inoculation les agents infectieux (pneumocoques, Eberth, coli, tétragène, bacille de Yersin, pyocyanique, streptocoque, etc.).

MÉNINGITES AVEC ASSOCIATIONS MICROBIENNES

Il n'est pas rare de rencontrer des associations microbiennes dans les liquides des méningitiques. On peut trouver des associations avec le bacille de Koch, le pneumocoque, le méningocoque, le streptocoque, etc., et même le coli (1).

MÉNINGITES CÉRÉBRO-SPINALES TUBERCULEUSES

Examen chimique. — Formule physico-chimique identique à celle des autres méningites aiguës (albumine hyper ; sucre hypo ; indice de réfraction hyper, etc.), *à l'exception du taux de l'extrait*

---

(1) DUHOT et BOEZ (de Lille). — Association du méningocoque et du coli au cours de la méningite cérébro-spinale. *Société de Biologie*, 9 mai 1914.

Paul SAINTON et MAILLET. — Méningite cérébro-spinale à méningocoques et pneumocoques. *Société Médicale des Hôpitaux*, 24 décembre 1915.

sec et des cendres. Dans la méningite tuberculeuse, l'extrait sec et les cendres ont un taux abaissé généralement, parfois normal, exceptionnellement un peu hyper. On doit également remarquer que l'albuminorachie est, d'une façon générale, moins accentuée que dans la méningite à méningocoques et surtout la méningite à pneumocoques.

Le taux de l'extrait sec et des cendres constitue une particularité qui différencie nettement la méningite tuberculeuse des autres méningites aiguës, dans lesquelles le taux de l'extrait sec est très élevé et celui des cendres au-dessus de 8 grammes. D'autre part la réaction de l'or est presque toujours positive.

Examen cytologique. — Polynucléose en général moins intense que celle des autres méningites aiguës ; elle est toujours accompagnée d'une *lymphocytose* qui sera d'autant plus prédominante que les symptômes cliniques sont plus atténués.

Examen bactériologique. — Identification du bacille de Koch dans le liquide de ponction lombaire par examen direct exceptionnelle ; on devra recourir à l'inoculation au cobaye pour le déceler.

Il faut rappeler qu'il est fréquent de trouver de véritables méningites tuberculeuses avec associations microbiennes. La constatation d'un autre microbe (généralement le pneumocoque) dans le liquide de ponction ne devra pas nécessairement faire rejeter le diagnostic de tuberculose méningée, même si l'examen des frottis avait été négatif à ce point de vue, le bacille tuberculeux n'étant la plupart du temps décelé que par l'inoculation, l'examen chimique, dans ce cas, donnera des renseignements précieux. En présence d'un liquide de ponction ayant les caractères chimiques du liquide des méningites tuberculeuses ou simplement paradoxal le diagnostic devra être pour le moins réservé.

SYNDROMES MÉNINGÉS AU COURS DES INFECTIONS GÉNÉRALES
SANS INFECTION LOCALE MÉNINGÉE

Les caractères chimiques et cytologiques du liquide céphalo-rachidien, dans le cas de syndromes méningés sans méningite vraie, sont complètement différents de ceux que l'on rencontre lorsque l'agent pathogène a pénétré dans le canal rachidien. Pour que la comparaison soit plus facile, nous mettrons en regard ceux rencontrés dans le liquide des méningites.

Examen chimique.

	Méningisme.	*Méningite.*
Aspect.	clair.	louche.
Albumine	normale.	hyper.
Sucre	hyper, parfois normal.	hypo.

Examen cytologique. — *Méningisme.* — Pas de formule cytologique ou lymphocytose généralement discrète, exceptionnellement mononucléose modérée.

Méningite aiguë. — Polynucléose abondante, surtout à la période d'état.

Examen bactériologique. — *Méningisme.* — Pas de microbes dans le liquide de ponction.

Méningite aiguë. — Présence de microbes dans le liquide.

N.-B. — L'examen du taux du sucre fournirait à lui tout seul des renseignements presque suffisants.

MÉNINGITES BLOQUÉES

Dans certains cas, l'inflammation aiguë ou chronique des méninges pourrait entraîner le bloquage partiel ou total de l'espace sous-arachnoïdien (Blechman). Ce fait expliquerait en partie la fréquence des ponctions blanches (Sicard) et le fait paradoxal d'un liquide hypertendu s'écoulant goutte à goutte.

Dans cet ordre d'idées, l'observation de Boidin et Weissenbach (1) est fort intéressante. Les auteurs ont, en effet, observé le cas d'une méningite localisée de la base du crâne guérie par des injections de sérum antiméningococcique dans laquelle le liquide de ponction était louche mais aseptique avec albumine normale, glucose hyper, le méningocoque étant resté emprisonné dans les fausses membranes de la base.

Cette observation est intéressante à ce point de vue surtout qu'elle confirme cette règle qu'il n'y a pas de liquide de ponction qui, avec un sucre normal ou hyper, soit microbien (les cas de diabète concomitant éliminés.)

MÉNINGITES SÉREUSES

Le liquide céphalo-rachidien des méningites séreuses, méningites d'intoxication (urémique, saturnine, etc.), se différencie du liquide céphalo-ra-

---

(1) BOIDIN et WEISSENBACH. — Méningite localisée de la base, avec réaction puriforme aseptique du liquide céphalo-rachidien, méningococcose. Analyse, *Presse Médicale*, 6 janvier 1916.

chidien des méningites d'infection (méningites bactériennes) à l'examen chimique par l'absence d'hypoglycosie, à l'examen bactériologique par l'absence
de bactéries. Il se différencie du liquide de méningisme, à l'examen chimique par l'augmentation
du taux de l'albumine ; de plus, il peut avoir
un aspect louche, une méningite séreuse d'ailleurs
peut apparaître sous l'influence de l'intoxication
générale au cours des infections et être suivie d'une
méningite bactérienne. A l'examen cytologique, on
constate de la lymphocytose et exceptionnellement
la présence de polynucléaires.

CHAPITRE III

AUTRES AFFECTIONS DU SYSTÈME NERVEUX.

Tabes

Examen chimique. — Valeur diagnostique à peu près nulle, valeur pronostique importante par les indications qu'il donne sur l'état du processus de méningo-vascularite et sur les résultats du traitement.

Aspect : normal, rarement louche ou avec reflet jaunâtre quand le liquide est vu d'en haut (cas de méningite tabétique accentuée).

Albumine : varie avec l'importance des lésions, généralement 0 gr. 50 environ, exceptionnellement 1 gramme ou plus. Apparition précoce, tend à diminuer à la dernière période.

Réaction de Noguchi : positive dans 85 p. 100 des cas.

Réaction de l'or : peut être positive.

Sucre et chlorures : normaux ou légèrement

hyper ou hypo, si modifications importantes, elles sont dues à d'autres affections concomitantes (diabète, lésions rénales, etc.).

Urée généralement augmentée (0 gr. 25 à 0 gr. 30).

Indice de réfraction : normal.

Perméabilité : augmentée généralement aux nitrates de façon variable.

Examen cytologique. — *Lymphocytose*, discrète, ou plus ou moins accentuée suivant les périodes et l'acuité des accidents. Tendance à diminuer à la dernière période.

Examen bactériologique. — La réaction de Bordet et Gengou peut donner une indication mais son résultat seul ne peut suffire pour porter un diagnostic ; son importance est très discutée.

Voir plus haut (*Syphilis*) épreuve de l'inoculation au cobaye.

HYDROCÉPHALIE

1° *Sans inflammation méningée.*

Examen chimique. — Aspect : normal.
Albumine : normale.
Sucre : normal.
Chlorures : normal ou hypo.

Examen cytologique. — Pas de formule cytologique.

2º *Avec inflammation méningée peu accentuée.*

Examen chimique. — Aspect : sensiblement normal.

Albumine : hyper, moins d'un gramme.
Sucre : le plus souvent normal.
Chlorures : généralement hypo.

Examen cytologique. — Formule cytologique très discrète.

3º *Avec inflammation méningée accentuée.*

Examen chimique. — Aspect : xanthochromique plus ou moins louche.
Albumine : très hyper.
Sucre : hypo ou absent.
Chlorures : généralement hypo.

Examen cytologique. — Formule cytologique variable, plus ou moins accentuée.

PARALYSIE GÉNÉRALE

Examen physico-chimique. — Aspect : normal, parfois xanthochromïque.
Albumine : généralement hyper-albuminose moyenne, quelquefois valeurs élevées, parfois normales.
Réaction de Noguchi : Presque toujours positive.

Sucre : sensiblement normal.

Chlorures : sensiblement normaux.

Réaction de l'or : caractéristique.

Examen cytologique. — Formule variable suivant l'intensité de la méningo-encéphalite.

Examen bactériologique. — Réaction de Wassermann généralement positive.

Pour Demole (1) il n'y a pas forcément parallélisme de la réaction leucocytaire et du taux des globulines, ni des anomalies du liquide et des signes cliniques.

PARALYSIE GÉNÉRALE JUVÉNILE
CHEZ UN SYPHILITIQUE HÉRÉDITAIRE (voir *Syphilis.*)

SCLÉROSE LATÉRALE AMYOTROPHIQUE
SCLÉROSE EN PLAQUE, SYRINGOMYÉLIE

L'examen du liquide céphalo-rachidien ne donne pas d'indication. C'est un liquide normal en général.

TUMEURS CÉRÉBRALES

1° *Non infectées.*

Examen physico-chimique. — Pression : augmentée.

---

(1) DEMOLE. — *Op. cit.*

Albumine : normale.

Chlorures : normaux ou presque normaux.

Sucre : hyperglycorachie accentuée.

Examen cytologique. — Parfois lymphocytose discrète.

2° *Avec fonte purulente et infection secondaire du liquide céphalo-rachidien.*

Examen physico-chimique. — Pression : augmentée.

Aspect : liquide clair ou légèrement teinté.

Albumine : légèrement augmentée.

Sucre : hyperglycorachie peu accentuée ou sucre normal, ou même exceptionnellement hypo.

Examen cytologique. — Formule cytologique des inflammations légères des méninges.

HÉMORRAGIES DU NÉVRAXE ET DE SES ENVELOPPES

Examen physico-chimique. — Pression : très augmentée.

Aspect : normal (hémorragies sans épanchement dans le liquide céphalo-rachidien). Hémorragique (hémorragies avec épanchement dans le liquide céphalo-rachidien), teintes variables suivant la période à laquelle le liquide a été examiné après le début de l'hémorragie.

Albumine : augmentée si épanchement dans le liquide.

Glucose : hyper dans les deux cas.

Réaction de Fleig : Positive si épanchement dans le liquide céphalo-rachidien.

Examen spectroscopique : parfois constatation des raies de l'oxyhémoglobine (voir plus haut article *Sang).*

Examen cytologique. — *Globules rouges* : au début des hémorragies avec épanchement dans la cavité sous-arachnoïdienne, plus tard hémolyse.

Examen biologique. — *Recherche du pouvoir hémolytique.* — Essai de Bard (1903), peut permettre de constater le laquage du sang pour une addition à X gouttes de liquide céphalo-rachidien de IX, VI ou même IV gouttes seulement d'eau distillée. (*Voir Pouvoir hémolytique du Liquide céphalo-rachidien.*)

SYNDROME DE COAGULATION MASSIVE ET DE XANTHOCHROMIE

Coloration : jaune d'intensité variable (jaune vert, jaune brun, jaune d'or).

Albumines : totales très abondantes (6, 8, 9 gr. et plus).

Fibrine : La fibrine peut atteindre 1 gr. 80 p. 1000.

Albumoses : fréquentes.

Sucre : le plus souvent hyper, parfois normal ou hypo.

Chlorures : généralement abaissés.

Extraits : très élevés (18, 20, 30, 40 grammes).

Point cryoscopique : chiffre variable.

Viscosité : sensiblement augmentée.

Examen cytologique. — Lymphocytes.

Globules rouges : suivant les cas.

Cellules néoplasiques.

Parfois la formule cytologique peut manquer.

MAL DE POTT (1)

Examen chimique. — Aspect : teinte jaune parfois très accentuée.

Fibrine : parfois très accentuée.

Albumose : dans les premières ponctions.

Albumine : très augmentée.

Glucose : normal ou hypo.

---

(1) SICARD et FOIX. — *Presse Médicale*, 1910. — SICARD. — *Presse Médicale*, 1911.

Recherche des propriétés hémolytiques. — Diluer une goutte de sang pur de lapin dans X gouttes de sérum physiologique. Dans un tube à hémolyse, à une goutte de cette émulsion ajouter V gouttes du liquide à examiner et une goutte de sérum complément de cobaye, porter à l'étuve à 37°, l'hémolyse est produite après deux heures de séjour à l'étuve.

Examen cytologique. — La formule cytologique est peu accentuée.

EPILEPSIE ESSENTIELLE

Examen chimique. — Liquide normal : la présence de la choline dans le liquide de ponction, signalée par Donath, est très discutée.

Examen cytologique. — Pas de formule cytologique.

Examen biologique. — Toxicité : admise par la plupart ; d'après Pellegrini, l'injection intraveineuse du liquide céphalo-rachidien d'épileptique occasionnerait des convulsions au cobaye.

CHORÉE, MALADIE DE PARKINSON
MALADIE DE BASEDOW, HYSTÉRIE, NEURASTHÉNIE

Pas d'anomalie dans le liquide céphalo-rachidien.

PSYCHOSE, DÉMENCE, FOLIE, ETC.

Pas d'anomalie pathognomonique.

SYNDROME CÉRÉBELLEUX

Les phénomènes cérébelleux peuvent être observés au cours d'affections de natures et d'origines diverses. Le liquide céphalo-rachidien ne saurait par conséquent présenter toujours des altérations identiques. Nous avons pu observer quelques liquides céphalo-rachidiens provenant de malades présentant des signes cérébelleux d'étiologie différente. A côté d'autres altérations dissemblables de ces liquides, ils présentaient un caractère commun. Dans tous, il a été trouvé une quantité appréciable d'urée (0 gr. 38, 0 gr. 45). Peut-on attribuer à la localisation cérébelleuse un rôle dans l'exagération du taux de l'urée ? Ne doit-on pas plutôt attribuer à une urémie souvent méconnue l'origine du syndrome cérébelleux.

NÉVRITES, POLYNÉVRITES, ZONA

Examen physico-chimique. — Tension : généralement hyper.
Aspect : limpide.
Albumine : légèrement hyper.

Chlorures et sucres : généralement normaux ou hyper.

Examen cytologique. — Formule cytologique généralement absente ou discrète, exceptionnellement accentuée.

SYNDROME DE RHUMATISMES CERVICAUX ET DE NÉVRALGIES SCIATIQUES ASSOCIÉES
(Nobecourt, Escallon, Peyre) (1)

Examen chimique. — Tension : hyper.
Albumine : hyper.

Examen cytologique. — Réaction lymphocytaire, généralement légère, polynucléose exceptionnelle.

N.-B. — Pas de parallélisme entre les modifications du liquide céphalo-rachidien et l'intensité des symptômes cliniques.

----

(1) NOBECOURT, ESCALLON et PEYRE. — Le liquide céphalo-rachidien dans le syndrome de rhumatisme cervical et de névralgies sciatiques associées. *Société Médicale des Hôpitaux*, 17 mai 1916.)

CHAPITRE IV

INFECTIONS GÉNÉRALES

Fièvre typhoïde

1º Infection éberthienne des méninges (Voir *Méningites aiguës*).

2º Fièvre typhoïde avec symptômes cérébro-spinaux, mais sans infection éberthienne des méninges (Voir *Méningisme.*)

3º Fièvre typhoïde sans phénomènes cérébro-spinaux.

Examen chimique. — Liquide normal (sucre rarement hyper), sauf dans le cas de complications rénales ou d'intoxication profonde ; on peut trouver alors dans le liquide céphalo-rachidien les anomalies constatées dans l'urémie ou l'intoxication aiguë.

Examen cytologique. — Pas de formule cyto-logique.

Fièvre de Malte

1º Sans infection mélitensienne de la cavité. Avec symptômes cérébro-spinaux ou sans symptômes cérébro-spinaux.

Examen chimique. — Liquide normal, sauf pour le taux du sucre toujours hyper.

Examen cytologique. — Lymphocytose fréquente.

2º Avec infection mélitensienne de la cavité sous-arachnoïdienne. (Voir *Méningites aiguës*).

Pneumonies

1º Avec infection méningée. (Voir *Méningites aiguës.*)

2º Avec symptômes cérébro-spinaux sans infection méningée. (Voir *Méningisme.*)

3º Sans infection méningée ni symptômes cérébro-spinaux.

Examen chimique. — Liquide de ponction normal, sauf le taux du sucre qui est généralement hyper.

Examen cytologique. — Formule cytologique à peine indiquée.

Oreillons (1)

Examen chimique. — Aspect : liquide clair.
Albumine : hyper.

Examen cytologique. — Réaction lymphocytaire.

Coqueluche

Sucre augmenté (Sicard).

Diphtérie

Peu d'observations : Comba, Crisafi, Ravaut et
Kronulitski.

Examen chimique. — Albumine : normale ou
hyper (Ravaut).
Chlorures : hyper (Crisafi).
Sucres : taux normal.

Examen cytologique. — Ravaut et Kronulitski ont signalé dans un cas de paralysie diphté-
rique du type pseudo-tabes une lymphocytose
nette.

———————

(1) Fiessinger. — *Réunion Médicale*, IVe armée, janvier 1916. Analyse *Presse médicale.*

ROUGEOLE

Avec phénomènes méningés.

Examen chimique.—Sucre normal (Mestrezat.)

Examen cytologique. — Dans un liquide amicrobien, Lemierre, Michaux et Limassier (1) ont constaté une réaction cytologique accentuée (grands mononucléaires et lymphocytes).

SCARLATINE

1º Méningite scarlatineuse (tardive), généralement streptococcique. (Voir *Méningites aiguës*.)

2º Phénomènes méningés sans infection des méninges.

Examen chimique. — Tension hyper.

Aspect clair, parfois hémorragique à la période d'éruption (Trémolières et Caussade) (2).

----

(1) LEMIERRE, MICHOUX et LIMASSIER. — Etat méningé avec liquide céphalo-rachidien puriforme au cours d'une rougeole. Particularités de la formule cytologique. *Soc. Neurol.*, mars 1917, Analyse *in Presse Médicale*, 22 mars.

(2) TRÉMOLIÈRES et CAUSSADE. — Réactions méningées de la scarlatine. *Société Médic. des Hôpitaux*, 8 décembre 1916.

Albumine parfois hyper (néphrite concomitante).

Urée : hyper dans certains cas (urémie scarla-tineuse).

Examen cytologique. — Lymphocytose dis-crète ou modérée.

TÉTANOS

Examen chimique.

| | ANALYSES DE | | |
| | DETOT ET GRENET | | SAINTON et MAILLET |
	16e jour	18e jour	
Pression.........	normale.	forte.	
Aspect.	limpide.	opalescent.	
Couleur.........	incolore.	légèrement jaune.	
Fibrine	0	très fibrineux	
Albumine		très hyper.	absence.
Sucre..........			quant. notab.

Examen cytologique. — Lymphocytose (Detot et Grenet) ; absence de réaction lymphocytaire (Sainton et Maillet).

Examen biologique. — Toxicité : nulle (Sainton et Maillet), Sicard, Netter, Fenestre et Girard.

Agglutinine : signalée (Sabrazès et Rivière).

Perméabilité méningée : La perméabilité méningée à l'acide phénique est nulle, l'acide phénique ne passe pas dans la cavité arachnoïdienne chez les tétaniques traités par les injections phéniquées suivant la méthode de Bocelli (Sainton et Maillet).

PESTE

Les réactions méningées sont fréquentes dans la peste (Dujardin-Beaumetz), surtout chez l'enfant (Solimberri). Dans ce cas, le liquide est clair et souvent teinté en rouge. On a également observé des méningites cérébro-spinales pesteuses avec liquide louche dans lequel on a constaté, en même temps que la présence du bacille de Yersin, une réaction cytologique accentuée (Lafont-Lecomte et Heckenroth) (1).

RAGE

(Analyse du cas de Denigès et Sabrazès).

Examen physico-chimique. — Densité : 1,004. Pression : forte.
Aspect : eau de roche.

---

(1) LAFONT-LECOMTE et HECKENROTH. — Méningite cérébro-spinale à bacille de Yersin. *Soc. de Pathologie exotique*, mars 1915. Analyse *in Presse Médicale*, 29 avril 1915.

Albumine : 0,20 par litre.
Chlorures : 6 gr. 90.
Sucres : 0 gr. 72.
Extrait : 11 gr. 10.
Cendres : 9 gr. 20.

Examen cytologique. — Rares éléments cellul-
laires.

Examen biologique. — La virulence du liquide
trouvé par Denigès et Sabrazès est discutée. Les
recherches de Rapetto (1909) par inoculation à la
souris ont donné un résultat négatif.

CHAPITRE V

MALADIES PARASITAIRES.

Syphilis sans Accidents nerveux

(1re et 2e périodes)

Examen chimique. — *Première période* : Pas de modification du liquide céphalo-rachidien.

Deuxième période (surtout avec accidents cutanés graves) : sucre et chlorures parfois hyper.

Albumine quelquefois augmentée.

Réaction de l'or fréquemment positive.

Examen cytologique. — *Première période* : Pas de formule cytologique.

Deuxième et troisième périodes (surtout avec accidents cutanés graves) : Formule cytologique nulle, discrète ou modérée.

Examen biologique. — La recherche des anticorps syphilitiques dans le liquide de ponction a été trouvée exceptionnellement positive dans la syphilis secondaire.

Les altérations du liquide céphalo-rachidien, en dehors même de toute manifestation clinique apparente, sont beaucoup plus fréquentes qu'on ne serait tenté de le supposer. Sicard et Lévy-Valensi (1) ont, dans ces conditions, trouvé chez de nombreux Arabes, en même temps qu'un Wassermann positif du sang, un Wassermann positif du liquide céphalorachidien avec albuminose et lymphocytose. Fordyce de New-York (2) a constaté que 20 p. 100 des syphilitiques secondaires présentaient des altérations du liquide céphalo-rachidien portant sur les globulines et la lymphocytose. D'après cet auteur, 9 à 25 p. 100 de tous les syphilitiques ont une lésion nerveuse et sont des candidats à un des types classiques de syphilis cérébro-spinale.

Syphilis nerveuse avec Méningo-encéphalite

Examen chimique. — Albumine : hyper.

Noguchi : généralement positif.

Réaction de l'or inconstante.

Chlorures : hyper.

Urée généralement augmentée.

<hr>

(1) Sicard et Levy-Valensi. — Syphilis latente des Arabes. *Soc. Méd. des Hôpitaux*, 7 juillet 1916.

(2) Fordyce (de New-York). — Syphilis du système nerveux (*The Journal of cutaneous diseases*, T. XXXIV, n° 10, 1916, octobre, pp. 713-727).

Sucres : variables.

Perméabilité aux nitrates : augmentée.

Examen cytologique. — Formule cytologique plus ou moins accentuée.

Examen biologique. — Réaction de Wassermann le plus souvent positive.

NÉVRITE SPÉCIFIQUE AMÉLIORÉE PAR LE TRAITEMENT SPÉCIFIQUE

(Observation due à l'obligeance de M. le Dr Meuriot).

Examen physico-chimique. — Tension : hyper. Albumine : 0,40.

Examen cytologique. — Lymphocytose très discrète.

Examen bactériologique. — Wassermann : du liquide céphalo-rachidien : fortement positif ; du sang : complètement négatif.

PARALYSIE GÉNÉRALE JUVÉNILE CHEZ UN SYPHILITIQUE HÉRÉDITAIRE

Marinesco et Minéa (1) ont obtenu un chancre

----

(1) MARINESCO et MINÉA. — *Communication à l'Académie des Sciences*, 20 juillet 1914.

syphilitique caractéristique de la peau du scrotum du côté droit chez le lapin par inoculation du liquide céphalo-rachidien fraîchement recueilli dans un cas de paralysie générale juvénile chez un syphilitique.

ACCÈS PALUSTRES

Examen chimique. — Trop peu étudié pour qu'on en puisse tirer des conclusions.

Examen cytologique. — Dans de nombreux cas, il a été constaté une réaction cellulaire caractérisée par de la lymphocytose avec quelques mononucléaires moyens associés à des cellules endothéliales. Il a été très rarement constaté des polynucléaires (Mormier, Vinart-Paiseau et Lemaire) (1).

FIÈVRE RÉCURRENTE AVEC PHÉNOMÈNES MÉNINGÉS

Examen chimique. — Pression : augmentée.
Aspect : clair, exceptionnellement louche, parfois hémorragiques (V. Babès) (2).

---

(1) MORMIER. VISSART-PAISEAU et LEMAIRE. — Cytologie du liquide céphalo-rachidien au cours de l'accès palustre. *Soc. Méd. des Hôpitaux*, 20 octobre 1916.

(2) V. BABÈS. — Hémorragies méningées et autres manifestations hémorragiques de la fièvre récurrente. *Soc. Biol. de Bucarest*, 3 mai 1916.

Albumine : normale.

Sucre : normal.

Examen cytologique. — Pas de réaction cellul-
laire. (J. Gane et Buia) (1).

Examen bactériologique. — Pas de spirilles.
(Petzetakis) (2).

SPIROCHÉTOSE HÉMORRAGIQUE

(Costa et Troisier, *Soc. de Biologie*, 6 janvier 1916)

Examen chimique. — Pression : augmentée.
Aspect : limpide.
Couleur : jaune plus ou moins accentuée.
Albumine : hyper, généralement moins de 0,70.
Chlorures : diminués (moyenne 6,80).
Glucose : normal ou hyper.
Urée : très augmentée (jusqu'à 4 grammes).
Fibrine : rencontrée dans quelques cas.

Examen cytologique. — Polynucléose évoluant vers la lymphocytose ou mononucléose parfois d'emblée.

---

(1) J. GANE et BUIA. — Phénomènes méningitiques pendant la fièvre récurrente chez les enfants. *Soc. Biol. de
Bucarest*, 3 mai 1916.

(2) PETZETAKIS. — Le syndrome méningé au cours de
la fièvre récurrente. *Ac. Méd.*, octobre 1916.

Examen bactériologique. — Par inoculation, Costa et Troisier ont constaté que le liquide céphalo-rachidien était souvent plus virulent que le sang. (Voir *Spirochœta hemorrhagicæ.*)

TRYPANOSOMIASE

Examen chimique. — Albumine : peu augmentée (pas de parasites dans le liquide céphalo-rachidien) ou moyennement augmentée (parasites dans le liquide céphalo-rachidien).

Perméabilité méningée : à l'arsenic (admise par Martin) (1907).

Examen cytologique. — Lymphocytes et grands mononucléaires.

Examen parasitologique. — Présence du *Trypanosoma gambiense* exceptionnellement constatée quand le taux de l'albumine est inférieur à 0,50. Le parasite ne se rencontre, généralement, que lorsque le liquide céphalo-rachidien contient des quantités d'albumine supérieures.

ECHINOCOCCOSE

Examen chimique. — Pas de renseignements.

Examen cytologique. — Pas de renseignements pathognomoniques.

Examen parasitologique. — 1º *Examen direct* : L'examen direct permet de constater dans le liquide céphalo-rachidien la présence de scolex et de crochets décrits plus haut.

2º *Recherche des anticorps* : Cette recherche a une grande valeur si elle est positive, Parvu et Laubry (1909), n'ayant pu déceler l'anticorps dans le liquide céphalo-rachidien normal, ni dans celui de malades atteints d'échinococcose hépatique.

CHAPITRE VI

DIATHÈSES ET INTOXICATIONS.

IMPERMÉABILITÉ RÉNALE

1º *Sans urémie.*

Examen chimique. — Albumine : généralement moins d'un gramme, cependant dans quelques
cas il a été constaté 2 grammes.

Sucres : variables, généralement hyper.

Extrait sec et cendres : augmentés.

Examen cytologique. — Pas de formule.

2º *Urémie associée.*

Examen chimique. — Albumine : augmentée.

Urée : généralement plus d'un gramme.

Chlorures : augmentés.

Sucres : variables, rarement hypo, le plus souvent
hyper.

Extrait sec et cendres : notablement augmentés.

Examen cytologique. — On a constaté la présence de lymphocytose et même de polynucléose dans les cas d'urémie au cours d'infections syphilitiques concomittantes.

3º *Urémie pure.*

Albumine variable dans l'urémie pure curable, augmentée dans l'urémie mortelle.

Urée : très augmentée ; dépasse 3 grammes dans l'urémie mortelle.

Sucres : augmentés d'autant plus que l'urémie est plus grave.

Chlorures : très supérieurs à la normale.

Extrait sec et cendres : très augmentés.

Perméabilité au nitrate : variable.

Examen cytologique. — Pas de formule en général ; exceptionnellement lymphocytose ou même polynucléose (Mestrezat et Anglade).

Examen biologique. — Toxicité : constatée par Souques, Castaigne ; inconstante. Mancini (1) a mis en évidence l'existence d'une substance mydriatique dans le liquide céphalo-rachidien.

____

(1) Mancini. — Pouvoir mydriatique du liquide céphalo-rachidien dans un cas d'urémie aiguë. (*Revista cr. clinic Med. B*, p. 387.)

4° *Méningite urémique.*

Nordmann, en 1911, signale un cas de méningite urémique dans lequel le liquide céphalo-rachidien présentait de l'hyperalbuminorachie (1 gr. 50) et une formule cytologique légère. Dans l'observation d'Hutinel (1), la formule méningitique est plus accentuée. A l'examen microscopique du liquide de ponction, qui était louche et très albumineux, il a été constaté une polynucléose accentuée.

Diabète

Examen physico-chimique.—Aspect : normal.

Albumine : généralement hyper.

Chlorures : sensiblement normaux (en dehors des cas de lésions rénales concomitantes).

Sucres : très hyper.

Acétone : abondante dans le coma diabétique ; peut se rencontrer en dehors du coma dans le diabète acétonurique.

Extrait : hyper.

Examen cytologique. — Pas de formule cytologique.

---

(2) Hutinel. — Réaction méningée et méningite dans l'urémie. *Progrès Médical*, 28 janvier 1914.

ICTÈRE SIMPLE

Examen physico-chimique. — Aspect : généralement très peu modifié, parfois cependant xanthochromie accentuée ; pas de parallélisme entre la teinte du liquide et la gravité des cas cliniques.

Albumine : normale ; peut être augmentée à la période terminale.

Chlorures : généralement peu abaissés.

Sucres : hyper (deux cas de Mestrezat).

Examen cytologique. — Pas de formule.

ECLAMPSIE

Examen physico-chimique. — Aspect : variable.

Pression : forte.

Albumine : normale ou parfois hypo (Achard, Loeper et Laubry.)

Chlorures : augmentés.

Acide lactique : signalé par Futh et Lockeman, 1903.

Examen cytologique. — Il a été rencontré des globules rouges dans le liquide céphalo-rachidien.

ALCOOLISME

1° *Intoxication alcoolique chronique.*

Examen chimique. — Albumine : augmentée
(0 gr. 50, 0 gr. 60, 1 gramme.)
Chlorures : diminués (6 gr. 25, 7 gr. 30) (Mestrezat).
Sucre : normal.

Examen cytologique. — On a constaté de la
lymphocytose.

2° *Intoxication alcoolique aiguë.*

Présence notable d'alcool dans le liquide de ponction. La recherche de l'alcool dans le liquide céphalo-
lo-rachidien peut être d'une grande utilité en ma-
tière légale. Si un criminel arrêté immédiatement
après son crime invoque ou simule l'ivresse, on
recherchera l'alcool dans le liquide céphalo-rachidien retiré par la ou les ponctions lombaires successives (1).

---

(1) E. LENOBLE, R. INIZIAN et P. VAN HUYSEN. — Les
Caractères bio-chimiques du liquide céphalo-rachidien et
leur valeur clinique. *Soc. Médic. des Hôpitaux*, 8 décembre
1916.

SATURNISME

Méningite saturnique.

Examen chimique. — Albumine : augmentée. Sucre : normal ou hyper.

Examen cytologique. — Lymphocytose.

Examen biologique. — Œttinger, Marie et Baron (1) ont, dans un cas de méningite saturnine, trouvé la réaction de Wassermann positive dans le sang et le liquide céphalo-rachidien en l'absence de toute syphilis. Nous ne rappellerons pas les discussions qui ont eu lieu à ce sujet.

HYDRARGYRISME

Examen chimique. — Traces de mercure. (Viron *in* Sicard.)

Examen cytologique. — Formule cytologique à peine indiquée.

Examen biologique. — Toxicité pour le cobaye. (Raymond et Sicard.)

---

(1) ŒTTINGER, MARIE et BARON. — Méningite saturnine. *Société Médicale des Hôpitaux*, 20 février 1914.

CHAPITRE VII

AFFECTIONS SENSORIELLES.

Les affections oculaires relèvent fréquemment d'une diathèse ou d'une affection des centres nerveux dont elles ne constituent parfois qu'un symptôme isolé ; il ne peut donc y avoir *a priori* de syndrome de laboratoire correspondant à une atrophie optique par exemple ; mais nos observations personnelles nous permettent de dire que les altérations du liquide céphalo-rachidien dans ces cas peuvent aider à préciser l'étiologie. La constatation d'un Noguchi positif ou d'une hyperglycorachie notable par exemple, peut fournir au clinicien une indication précieuse sur la cause originelle de l'affection.

CHAPITRE VIII

AFFECTIONS TRAUMATIQUES.

Syndrome de Contusion de la moelle cervicale

Dans trois observations fort intéressantes de syndrome de contusion de la moëlle cervicale, H. Claude et H. Meuriot (1) ont constaté une hypertension céphalo-rachidienne très accentuée. Dans un cas, il a été constaté de l'hyper-albuminorachie (0 gr. 40) sans lymphocytose. Nous rapprocherons de ces observations notre observation nº 137.

> B. (Service du Dr Meuriot). Contusion de la moelle cervicale, flou des deux papilles, turgescence rétinienne. T. 27-14.
>
> Albumine....................... 0 gr. 50
> Sucre hyper léger.
> Chlorures...................... 8 gr. 19
> Urée. .... 0 gr. 29.
> Lymphocytose discrète.

---

(1) H. Claude et H. Meuriot. — Le syndrome d'hypertension rachidienne consécutif aux contusions de la région cervicale de la colonne vertébrale. *Progrès médical*, 5 décembre 1916.

BLESSURES OCCIPITALES

Réaction méningo-radiculaire (Marie et Chatelin) (1).

Les auteurs ont trouvé de l'hyperalbuminose céphalo-rachidienne.

CRISES ÉPILEPTIFORMES

consécutives à une commotion par éclat d'obus
(Observation nº 102.)

Examen physico-chimique.
Sucre : hyper : 0 gr. 75.
Albumine : hyper : 0 gr. 43.

Examen cytologique. — Nous n'avons trouvé que de rares lymphocytes.

CONTRACTURE GÉNÉRALISÉE AVEC SYMPTOMES MÉNINGÉS

(Consécutive à l'éclatement d'un projectile sans plaie extérieure.)

Guillain a signalé la présence d'hématies et de lymphocytes dans le liquide céphalo-rachidien.

---

(1) MARIE et CHATELIN. — Réaction méningo-radiculaire dans les blessures occipitales. *Soc. de Neurologie*, 3 mars 1917. Analyse *Presse Médicale*, 22 mars 1917.

BLESSURE DU CRANE (ancienne)
Fracture de la table externe. Céphalées.
(Observation. n° 100.)

Examen chimique. — Sucre : hyper.
Albumine : 0 gr. 20.
Chlorures 7 gr. 78 (très légèrement hyper).

Examen cytologique. — Nous n'avons constaté qu'une lymphocytose discrète.

CONTUSION FRONTALE GAUCHE PAR CHUTE
(Observation n° 87.)

Examen chimique. — Sucre sensiblement normal.

Albumine : hyper léger.

Examen cytologique. — Quatre jours après l'accident nous avons trouvé une polynucléose accentuée.

Si les examens du liquide céphalo-rachidien avaient été faits systématiquement dans les cas de traumatismes où ils étaient justifiés, il n'y a pas de doute qu'on eût obtenu des résultats intéressants et qu'on eût pu en tirer des indications précieuses pour l'avenir. Il est fort à souhaiter que l'utilisation de la ponction lombaire, au titre de mode d'investigation clinique, se généralise.

C

F

N

Q

R

S

T

U

V

W

X Y Z

TABLE DES MATIÈRES

PREMIÈRE PARTIE

CHAPITRE PREMIER

Nature et Propriétés biologiques
du Liquide céphalo-rachidien

CHAPITRE II

ECOULEMENTS SPONTANÉS DU LIQUIDE CÉPHALO-RACHIDIEN DANS DES CAVITÉS CÉRÉBRO-MÉDULLAIRES

CHAPITRE III

ECOULEMENT PROVOQUÉ. PONCTION LOMBAIRE

CHAPITRE IV

MENSURATION DE LA PRESSION RACHIDIENNE

CHAPITRE V

FORMULE CYTOLOGIQUE. RECHERCHE ET SIGNIFICATION

CHAPITRE VI

PROPRIÉTÉS PHYSICO-CHIMIQUES
DU LIQUIDE CÉPHALO-RACHIDIEN NORMAL ET PATHOLOGIQUE
LEURS RECHERCHES.

CHAPITRE VII

DÉTERMINATIONS CHIMIQUES.
VALEURS NORMALES ET PATHOLOGIQUES

ANNEXE

CHAPITRE VIII

Perméabilité méningée

CHAPITRE IX

Les Parasites du Liquide céphalo-rachidien

CHAPITRE X

IDENTIFICATION DES BACTÉRIES PATHOGÈNES
DU LIQUIDE CÉPHALO-RACHIDIEN

DEUXIÈME PARTIE

CHAPITRE PREMIER

APPLICATIONS CLINIQUES DES RECHERCHES DE LABORATOIRE

CHAPITRE IV

INFECTIONS GÉNÉRALES

CHAPITRE V

MALADIES PARASITAIRES

CHAPITRE VI

DIARRHÉES ET INTOXICATIONS

CHAPITRE VII

AFFECTIONS SENSORIELLES........................

CHAPITRE VIII

AFFECTIONS TRAUMATIQUES

A. MALOINE & FILS, Éditeur

27, Rue de l'École-de-Médecine, 27 ❧ ❧ PARI

MARION

Manuel de Technique Chirurgicale

2 vol. in-8 1917, 1365 fig., 49 planches en couleurs.

Brochés **45** fr.   Cartonnés   **50**

LETULLE

La Tuberculose Pleuro-Pulmonaire

In-8 1916, 105 planches en couleurs .. ..   Cartonné   **55**

LEGUEU

Cliniques de Necker

In-8 1917, avec figures... .. ..   **15**

CALOT

L'Orthopédie Indispensable aux Praticiens

In-8 1917, 1160 fig., 8 planches .. .. ..   Cartonné   **28** fr. !

FIESSINGER

Le Traitement des Maladies du Cœur en Clientèle

In-8 1917. .. .. .. ? **5**

FIESSINGER

Vingt Régimes Alimentaires en Clientèle

In-8 1917. .. ..   **5**

PILLET

Guide Clinique d'Urologie

In-8 1917, 176 fig., 41 planches .. .. ..   Cartonné   **15**

TRUC, VALUDE, FRENCKEL

Nouveaux Éléments d'Ophtalmologie

In-8 1908, 282 fig, 15 planches .. .. ..   Cartonné   **26**

* 9 7 8 2 0 1 9 2 8 8 9 2 1 *